DES
RÉTINITES SECONDAIRES

OU

SYMPTOMATIQUES

PAR

LE Dr A. BOUSSEAU

INTERNE EN MÉDECINE ET EN CHIRURGIE DES HÔPITAUX DE PARIS.
MEMBRE DE LA SOCIÉTÉ ANATOMIQUE ET DE LA SOCIÉTÉ MÉDICALE D'OBSERVATION,
LAURÉAT (PREMIÈRE MÉDAILLE) DE L'ÉCOLE DE MÉDECINE DE POITIERS,
MÉDAILLE DE BRONZE DE L'ASSISTANCE PUBLIQUE.

AVEC QUATRE BELLES PLANCHES EN CHROMO-LITHOGRAPHIE

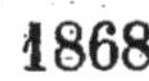

PARIS
ADRIEN DELAHAYE, LIBRAIRE-ÉDITEUR
PLACE DE L'ÉCOLE-DE-MÉDECINE

1868

DES

RÉTINITES SECONDAIRES

OU

SYMPTOMATIQUES

DES
RÉTINITES SECONDAIRES

OU

SYMPTOMATIQUES

PAR

LE Dr A. BOUSSEAU

INTERNE EN MÉDECINE ET EN CHIRURGIE DES HÔPITAUX DE PARIS,
MEMBRE DE LA SOCIÉTÉ ANATOMIQUE ET DE LA SOCIÉTÉ MÉDICALE D'OBSERVATION,
LAURÉAT (PREMIÈRE MÉDAILLE) DE L'ÉCOLE DE MÉDECINE DE POITIERS,
MÉDAILLE DE BRONZE DE L'ASSISTANCE PUBLIQUE.

PARIS

ADRIEN DELAHAYE, LIBRAIRE-ÉDITEUR

PLACE DE L'ÉCOLE-DE-MÉDECINE

1868

AVANT-PROPOS

Depuis qu'Helmoltz, couronnant les efforts déjà tentés par Behr (1), Von Erlach, Brücke (2), de Cumming (3), Kussmaul (4), est venu réaliser son admirable découverte, l'ophthalmologie est entrée dans une ère nouvelle et féconde.

De toutes parts, le public médical, entraîné par le charme de ces études, s'est mis à l'œuvre. Le mouvement, parti de l'Allemagne, envahit bientôt la France et l'Angleterre : les maladies confondues sous les noms d'amaurose, amblyopie, de goutte sereine, etc., ont été successivement reconnues et classées; et aujourd'hui, dix-sept ans à peine après la découverte (5), tant de travaux ont été publiés dans les diverses parties du monde, que la moitié de la vie d'un homme suffirait à peine à les parcourir tous. Néanmoins, il reste encore bien des points obscurs à élucider, bien des théories hâtives à confirmer ou à remplacer.

L'anatomie pathologique, sur beaucoup de points, n'a été qu'à peine ébauchée. Il faut en chercher la cause dans la difficulté que présente l'étude de membranes aussi ténues, mais aussi surtout dans la rareté des autopsies. La plupart, en effet, des ophthalmologistes ne possèdent que des dispensaires en ville, et sont par conséquent privés de ce moyen unique de

---

(1) Hecker's Annalen, t. I. p. 373; 1839.

(2) Muller's Archiv für Anatomie, etc., 1847, p. 225.

(3) Medical chirurgical Transactions, t. XXIX, p. 284.

(4) Die Fabenerscheinungen im Grunde des Menschlichen Auges; Heidelberg, 1845.

(5) Ueber eine neue ein fachste form des Augenspiegels (Vierordt's Archiv, t. II, 827; 1852.

contrôle. C'est seulement dans les hôpitaux où viennent mourir les malades, que ces études sont possibles, et si une mort prématurrée n'eût enlevé Follin et Foucher, nul doute que l'ophthalmologie n'eût réalisé de sensibles progrès. Élevé à leur école, j'ai, depuis plusieurs années, recueilli tous les faits qui me sont passés sous les yeux; profitant de cette réciprocité bienveillante qui fait encore l'un des charmes et des avantages les plus grands de l'internat, j'ai pu visiter tous les services voisins, observer les malades, pratiquer les autopsies et réunir ainsi un grand nombre d'observations. Toutes les fois que j'ai rencontré une lésion intéressante, je l'ai dessinée, et mes planches ont pour garantie d'exactitude le contrôle des élèves du service, de mes collègues et de mes chefs.

C'est un fragment de ces études que je présente aujourd'hui comme thèse inaugurale. Quelque limité que paraisse au premier abord le sujet des rétinites secondaires, on ne tarde pas à s'apercevoir qu'aucun n'est plus vaste : aussi je n'ai point la prétention de l'avoir épuisé. La science ne se fait pas en un jour, elle demande de longues et patientes recherches. J'apporte mon modeste contingent, et s'il reste des lacunes, je laisse le soin de les combler à cette pléiade de jeunes savants, à la fois micrographes et ophthalmologistes habiles, qui vont faire revivre d'une gloire nouvelle l'école et les hôpitaux de Paris.

RÉTINITES SECONDAIRES

OU

SYMPTOMATIQUES

DIVISION DU SUJET.

Les tissus organiques présentent, dans leurs évolutions morbides, un certain nombre de lois constantes, qui font le sujet de la pathologie générale, et sans la connaissance desquelles il est impossible d'aborder aucune étude médicale. Vouloir être ophthalmologiste sans être médecin, ce serait donc une dérision; mais ce reproche, qu'on a souvent jeté à la face des spécialistes, n'est nullement mérité par la plupart d'entre eux. C'est au contraire à leurs recherches que la pathologie est-redevable de faits nouveaux, et l'étude des rétinites secondaires, en particulier, offre un grand intérêt pratique.

Toutes les maladies générales qui s'accompagnent d'une profonde dyscrasie sanguine, peuvent retentir à un moment donné sur la membrane nerveuse de l'œil. Mais il en est qui semblent l'affecter d'une manière plus fréquente et plus directe, quelques-unes même lui impriment un cachet tout spécial et caractéristique. Nous citerons, en première ligne, la *maladie de Bright* et la *syphilis;* puis la *leucémie,* la *tuberculose,* la *glycosurie,* l'*alcoolisme* et *diverses intoxications.* Toutefois, l'action de ces dernières maladies sur la rétine est d'étude récente et n'a pas conquis l'assentiment de tous les ophthalmologistes.

En dehors des maladies générales, la rétinite reconnaît deux origines distinctes : l'une *cérébrale* et l'autre *oculaire.*

Les maladies de la cavité crânienne, auxquelles nous ajoutons celles de l'orbite, agissent sur la rétine, soit en mettant obstacle à la circulation, soit en altérant directement les nerfs optiques et occasionnant dans ces organes un processus irritatif, qui se propage jusque dans leur expansion terminale.

Enfin, les maladies de la choroïde, du corps vitré ou de la rétine elle-même, peuvent produire dans cette dernière membrane une fluxion de voisinage.

De là un grand nombre de variétés. Nous les avons réunies dans le tableau suivant, pour qu'on puisse, d'un seul coup d'œil, en prendre une vue d'ensemble, et suivre, sans difficulté, le fil qui nous a guidé dans ce dédale de maladies diverses :

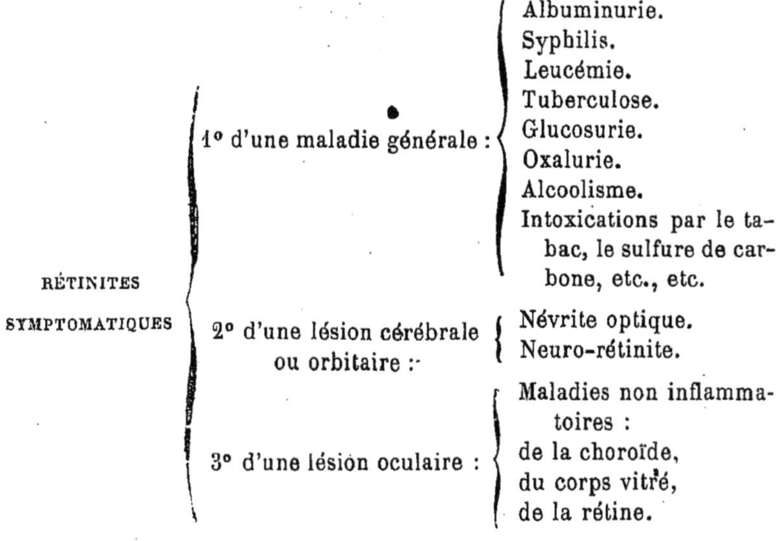

A cette dernière classe, nous rattachons l'étude de la rétinite pigmentaire.

§ I. — RÉTINITE ALBUMINURIQUE.

Bibliographie.

Les anciens n'ignoraient pas que des troubles de la vue peuvent coïncider avec la présence de l'albumine dans l'urine ;

des recherches bibliographiques faites par MM. Lécorché et Imbert - Gourbeyre, nous ont appris qu'Arétée, Fabrice de Hilden, Hagendorn, Heldus, Sennert, Hoffman, Clauderus, Wells, etc., etc., avaient déjà signalé ce phénomène, sans même connaître la cause première de l'albuminurie, c'est-à-dire la dégénérescence du rein. Bright, Rayer, etc., décrivirent cette dernière maladie avec détails ; et quelques années plus tard, Landouzy, dans une série de mémoires intéressants, mit hors de doute l'existence de l'amaurose albuminurique. Mais jusque-là, les recherches ophthalmoscopiques et histologiques avaient complétement fait défaut. Les premières sont dues à Desmarres, de Graefe, Nagel, Lécorché, etc., et les secondes à Wagner, Wirchow, Müller, Schweigger, etc.

Un historique complet nous entraînerait trop loin ; d'ailleurs, ce travail a déjà été fait ; nous nous contenterons de mentionner les sources où le bibliophile pourra puiser.

Arétée. De Causis et signis acutorum et diuturnorum morborum, lib. i, p. 70.
Fabrice de Hilden. Op. omnia, cent. v, p. 399 ; 1646.
Mélange des curieux de la nature, dec. 1, an III.
Hagendorn. Histor. medico-physicæ, 1690.
Fréd. Hoffmann. Op. omnia, cap. 4, De Gutta serena, signale l'amaurose scarlatineuse.
G. Heldus. Misc. cur., cent. 3, obs. 180.
Sennert. Prax. med., lib. i.
G. Clauderus. Dec. 11, an VII.
Wells. Trans. of med. and chir., t. III, p. 177 ; 1812.
Bright. Guy's hospital Reports, t. I ; 1836.
Addison. Id., n° 8 ; 1839.
Rayer. Maladies des reins, t. II ; 1840.
Malmstein. Ueber die Bright'sche hirenkrankheit.
Simpson. Trans. of med. and surg., 1846.
Landouzy. De l'Amaurose dans la néphrite albumineuse, 1849 et 1850 (An. d'ocul., t. XXII et XXVI).
Forget. Recherches cliniques sur l'amaurose comme signe de mal. de Bright (Union médic., 1849, p. 517).
Debout. Valeur de l'amaurose comme signe d'albuminurie (Bulletin de thérapeut., t. XXXVII ; 1849).
Michel Lévy. Maladie de Bright (Union médic., 1849).

Perrin. Gazette des hôpit., 1849.

Raciborski. Ibid.

Cunier. Annales d'ocul., t. XXII; 1849.

Ancelon Albuminurie (Union médic., 1850).

Collard de Beine.   Id.

Cucuel.   Id.

Abeille.   Id.

Bouchardat. Affaiblissement de la vue accompagnant les modifications de l'urine (Annuaire de thérapeut. et de matière médic., 1850).

Beaugrand. Journal des connaissances médic. prat., 1850-51.

Türk. Zeitschr. der Wiener aerzte, 1850.

Mialhe. Union médicale, 1851.

Imans, Nederl. Lancet, 1851.

Metaxas. De l'Exploration de la rétine. (Thèse, 1861. Paris).

Frerichs. Archiv f. Physiolog. Heilk., 1851.

Id.   Die Bright's nierenkrank., 1851.

Bauer. Albuminurie mit hemiopie und nachfolgender Amaurose (Deutsche Klinik, 1852).

Henoch. C. Canstatt's spec. Pathologie; supplément Band von Henoch., 1. liv., p. 55, 56; Erlangen, 1852.

Abeille. Amaurose unilatérale par albuminurie (Gazette médic., 1853).

Avrard. Mémoire sur l'amaurose album. (Gazette médic., 1853).

Theile. Deutsche Klinik, 1853, n° 15.

J. Bierbaum. De l'Amaurose albuminur. (Journ. F. Kinderkrank, 1854).

Sandras. Gazette des hôpitaux, 1855.

Hamon. Union médicale, 1855.

Guépin. Journal des connaissances médic.-prat., 1855-56.

Jæger. Beitræge zur path. der Augen; Vien., 1855.

Stelwag von Carion. Wiener med., 1855, n° 13.

Drasche. Wockenblatt de Zeitsch., 1855.

Müller. Verhandl der Würzb., 1856.

Heyman et Zenker. Archiv für Ophthalmologie, 1856.

Imbert-Gourbeyre. De l'Albumin. puerpér. (Moniteur des hôpit., 1856).

Virchow. Archiv für Patholog., 1856.

Freitag. de Amblyopia in Nephrit. album.; Leipzig, 1857.

Wagner. Id., 1857.

Ponti de Parme. Cas d'Amaurose albumin. guérie par l'acide nitrique (Ann. d'ocul., 1857).

Coote. Britisch med. Journ., 1857.

Heyman. De l'Amaurose dans la maladie de Bright (Archiv für Ophth., 1857).

Mackenzie. Traité des malad. des yeux, 1858 (Ann. d'ocul., t. XLIV).

Lécorché. Altérations de la vision dans la néphrite album. (Th., 1858).

Massaloup. De l'Amaurose comme symptôme de l'album. (Thèse, 1858).

Charcot. De l'Amblyopie et de l'Amaurose album. (Gazette hebd., 1858).

H. Roché. Valeur pronostique de l'amaurose album., *in* Bulletins de la
Société médic. de Besançon, 1860.

Nagel. De la Dégénérescence graisseuse de la rétine (Archiv für Path.,
t. VI; 1862).

Deval. Du Traitement de l'amaurose dans l'albumin. et le diabète, 1861
(Bull. de thérapeut.).

Rava. Id.

Müller. Archiv für Ophthal., t. IV, 2e part., p. 41 et 287.

Id.   Cas d'aff. de la choroïde dans la maladie de Bright, *in* Verhandl.
d. Vürzburg, etc., 1860.

Virchow. Archiv. für pathol. Anat., t. X, p. 170.

Schweigger. Id., t. VI, 2e part., p. 287 (Ann. d'ocul., t. XLIX).

Hœring. Altérations de la rétine consécutives à la maladie de Bright
(Klinische monats., 1863).

Galezowski. Union médic., 1865 (Ann. d'ocul., 1863).

Id. Diagn. des maladies des yeux par la chromatoscopie rétinienne, 1868.

Danjoy. De l'Albuminurie saturnine (Archives gén. de méd., 1864).

Secondi. Giorn. d'Ophthal. ital., nos 3 et 4; 1863.

De Graefe. Leçon sur l'Amaurose albuminurique (Ann. d'ocul., 1864).

Habershon. Med. Times and Gazette, 1864, et Klin. Monatsb., t. III; 1865.

Bouchut. Diagnostic des maladies du système nerveux par l'ophthalm. ;
Paris, 1868.

Amaurose puerpérale : Beer. Leisfanden, Bd. II, § 444.
                     Eastlake. Lancet, 1863, may 30, p. 605.
                     Lawson. Ophthalm. hosp. Rep., 1863-65.
                     Arnold. Wurt. med. Corresp. Blats., 1852, n° 22
                     (Ann. d'ocul., 1855).

Traités des maladies des yeux, par Wecker, Fano, Deval, Desmarres et
Makenzie.

ANATOMIE PATHOLOGIQUE.

La corrélation des troubles de la vue avec la néphrite albumineuse était connue ; on avait même appris à distinguer les
altérations ophthalmoscopiques, que l'on ignorait encore à
quelles modifications de la rétine elles étaient dues. Le mouvement partit de l'Allemagne ; Turck, en 1850, rencontre des
exsudats à la face postérieure de la rétine ; Hénoch, en 1852,
donne la relation d'un fait analogue, et bientôt l'attention des
médecins étant éveillée sur ce fait, les recherches se multiplient
et jettent un jour nouveau sur ce point obscur de la pathologie
oculaire. Aujourd'hui les faits abondent, la rétinite albuminu

rique est devenue vulgaire, et pourtant il serait difficile de s'en faire une juste idée par les relations écourtées et approximatives qu'on trouve dans les auteurs. Pour décrire le processus pathologique, nous avons dû nous servir en grande partie de nos observations personnelles ; un heureux hasard nous a permis de faire quatre autopsies de rétinite albuminurique à différentes périodes ; nous avons donc suivi pas à pas l'évolution de la maladie, et en comparant nos recherches avec celles déjà nombreuses entreprises sur ce même sujet, il nous a été possible de relier et concilier entre elles des opinions en apparence disparates.

Il résulte de notre étude que la rétine est soumise dans l'albuminurie à deux ordres de lésions principales : d'un côté, c'est la *dégénérescence graisseuse*, de l'autre des *produits inflammatoires*. La dégénérescence tient le premier rang ; elle domine en quelque sorte la scène pathologique ; aussi lui réservons-nous les plus grands développements.

La rétinite albuminurique débute habituellement par une congestion plus ou moins intense ; nous l'avons constatée dans les obs. I, II et III. Lorsqu'elle atteint des proportions assez fortes, il se produit une transsudation séreuse autour de la papille et le long des veines principales.

En même temps que l'afflux sanguin, peut-être auparavant, car il est impossible d'être explicite à cet égard, il se dépose des gouttelettes de graisse dans les couches externes de la rétine et dans les parois des capillaires. Cette infiltration est ordinairement générale ; j'ai trouvé des corps granuleux dans toute la rétine, jusque dans ses parties les plus périphériques ; toutefois ce sont les régions situées autour de la papille et de la tache jaune qui sont le plus envahies. Ces altérations étaient manifestes dans une rétine (obs. I), où les troubles visuels peu intenses ne furent constatés que quatre jours avant la mort, et où l'ophthalmoscope n'avait révélé ni taches blanches, ni hémorrhagies. Dans cette pièce, toutes les couches centrales étaient infiltrées de corps granuleux et de granulations graisseuses : la couche externe des grains (myélocytes de Robin) est celle qui en renferme le plus. Les éléments, au lieu d'être réunis les uns près des autres, sont séparés par une matière granuleuse extrêmement abondante ; les fibres et les cellules nerveuses ne présentent aucune altération. Il n'en est pas de même des vaisseaux ; ceux-ci ont leurs parois profondément modifiées, les plus gros troncs présentent une hypertrophie telle de leur membrane adventice que les parois paraissent triplées de volume. En ajoutant à la préparation une goutte d'acide acétique, on y fait apparaître des noyaux et des corps fusiformes. La coloration par le carmin les rend encore plus évidents.

Dans *les capillaires*, la lésion est extrêmement remarquable, un grand nombre d'entre eux, spécialement ceux qui entourent la papille et la macula, ont leurs parois complétement infiltrées de granulations graisseuses ; cette altération a déjà été signalée par Warlomont (1) et Schweigger (2). Il n'est plus possible de retrouver les trois membranes ; elles se sont fondues en une seule, variqueuse, boursouflée, faisant relief tantôt en dedans, tantôt en dehors du cylindre vasculaire, formée par l'agglomération de petits grains ayant une couleur jaune brillante. En suivant leur parcours, il m'a été possible de voir cette paroi s'amincir en se dilatant, et devenir tellement ténue qu'une rupture était imminente. Dans quelques endroits même la rupture avait eu lieu, et un petit amas de globules sanguins s'était répandu en avant des cellules nerveuses, où ils occupaient les espaces interfibrillaires. Vu leur petite quantité et leur situation profonde, ils n'avaient donné lieu qu'à une image ophthalmoscopique un peu sombre (obs. I). Mêmes phénomèmes pour l'obs. II ; on soupçonna pendant plusieurs jours une hémorrhagie rétinienne sans en avoir la certitude ; l'épanchement, se faisant lentement par un pertuis filiforme, ne donnait lieu d'a-

(1) Supplément au traité de Mackenzie.
(2) Leçons d'ophthalmoscopie.

bord qu'à une teinte d'un rouge plus sombre ; bientôt l'ecchymose se dessina de plus en plus, et enfin l'on put voir une tache d'un rouge vermeil avec des stries longitudinales plus foncées. Voici du reste ces deux observations :

OBSERVATION Ire

Maladie de Bright; rétinite congestive; autopsie.

Jules Lemaire, âgé de 45 ans, entre à l'Hôtel-Dieu, salle Saint-Lazare, n° 9, le 15 janvier 1868, dans un état de suffocation imminente. Cet homme est atteint depuis trois ans environ d'une albuminurie pour laquelle il s'est déjà fait soigner plusieurs fois dans les hôpitaux, notamment à Lariboisière.

A son entrée à l'Hôtel-Dieu, ce malade présente une anasarque considérable, avec œdème des poumons, bouffissure énorme de la face, urines rares et fortement albumineuses : dyspnée extrême. Interrogé au point de vue de sa vision, ce malade m'a répondu qu'il ne s'est jamais aperçu de rien, et cependant, lorsqu'on lui présente un livre, il ne peut pas lire couramment les caractères ordinaires. A l'ophthalmoscope, je ne trouvai *ni ecchymoses ni taches blanches*, mais une congestion considérable, et quelques points d'un rouge plus foncé autour de la papille. Celle-ci était tellement rouge qu'on ne pouvait la reconnaître que par l'émergence des gros vaisseaux ; ses bords étaient effacés. Tout autour, on observait une légère infiltration diffuse. Le malade étant mort quatre jours après son entrée, je recueillis ses yeux et les mis macérer dans le liquide de Müller.

L'examen histologique, fait sur la pièce durcie, nous montre une dégénérescence graisseuse déjà avancée, occupant une grande étendue de la rétine, mais plus accentuée en quelques points situés aux environs de la papille. On trouve des corps granuleux isolés ou réunis en groupe, et des molécules graisseuses, disséminés dans toute l'épaisseur, mais plus abondants dans la couche granuleuse. Les éléments de cette dernière, au lieu d'être réunis en amas serrés, sont séparés les uns des autres par une matière granuleuse, mais ils ne paraissent pas encore bien altérés, non plus que les cellules et les fibres nerveuses.

C'est principalement sur les vaisseaux que porte la lésion. Les capillaires sont extrêmement nombreux et sillonnent en tous sens les couches internes. En certains endroits, ils sont dilatés et comme variqueux, pleins de globules sanguins qui font effort sur la paroi ; celle-ci a cédé sur quelques points, et les globules se sont épanchés, mais en très-petite quantité, dans les espaces interfibrillaires. On trouve çà et là de petits dépôts de granules pigmentaires, avec des cristaux d'hématoïdine, qui sont le résidu de petites apoplexies anciennes. Quelques capillaires ont leurs parois complétement infiltrées de graisse, et si amincies par places, que leur rupture est imminente au moindre effort du courant sanguin.

Dans les gros vaisseaux, on remarque la lésion pour ainsi dire inverse : les parois sont augmentées de volume, et une coupe transversale permet d'y reconnaître des noyaux et des corps fusiformes.

OBSERVATION II.

Rétinite albuminurique disséminée ; mort ; autopsie.

Le nommé Prémoudière, âgé de 23 ans, tailleur, entre, le 28 juin 1867, salle Sainte-Marthe, n° 6, Saint-Louis. — Vue excellente et bonne santé habituelle. Depuis quelque temps, il se plaint d'une céphalalgie continuelle, assez forte parfois pour empêcher le sommeil : elle existe tantôt d'un seul côté, tantôt des deux à la fois. — Le 10 juin, il s'aperçoit que sa vue diminue ; le 11, le 12, le mal augmente, puis il ne peut plus voir. Au bout de quelques jours, il vient à la clinique ophthalmologique du Parvis demander une consultation. Nous constatons une congestion énorme au fond de l'œil, avec quelques points blanchâtres, qui semblent annoncer des exsudats en voie de formation. — Pas d'hémorrhagie. Nous engageons fortement le malade à entrer à Saint-Louis, et le 28 juin il nous est permis de faire à loisir un examen complet du fond de l'œil.

Examen ophthalmoscopique.—ŒEil droit : A la partie supéro-interne de la papille une large tache blanchâtre, saillante, soulève les vaisseaux rétiniens, en arrière desquels elle est placée. — Tout autour, une pléiade de taches analogues, mais toutes petites. Dans l'intervalle et le long des veines, le tissu est beaucoup plus rouge qu'ailleurs : on dirait de légères ecchymoses. La papille, dans sa demi-circonférence interne, est hyperémiée ; nombreux vaisseaux, veines tortueuses.

ŒEil gauche : Lésions beaucoup plus prononcées, véritable neuro-rétinite diffuse. — Autour de la papille, exsudats nombreux situés la plupart en arrière des vaisseaux rétiniens ; quelques-uns cependant sont plus en avant ; les vaisseaux semblent interrompus à leur niveau. Une discussion s'élève entre plusieurs ophthalmologistes qui suivent la visite de Foucher pour savoir si l'on a affaire à une choroïdo-réti-nite ou à une rétinite exsudative simple ; on se range à cette dernière opinion en considérant que la rétine présente tous les signes d'une inflammation vive : rougeur de la papille, teinte foncée en plusieurs endroits de la rétine. Deux ou trois taches blanches situées en avant des vaisseaux, etc. Toutefois, comme il ne paraît pas encore d'hémorrhagie manifeste, nul n'émet ce jour-là l'hypothèse d'une albuminurie.

Le 29, ventouses Heurteloup, une de chaque côté ; deux pilules de sublimé par jour, collyre à l'atropine. Le malade vomit dans la journée ; c'est la première fois que cet accident se montre ; amélio-lioration les jours suivants.

Le 8 juillet, même aspect du fond de l'œil ; un peu moins de con-gestion ; le malade lit le n° 40 de Giraud-Teulon.

Le 12 juillet, les taches ecchymotiques se dessinent de plus en plus : ce sont maintenant de véritables hémorrhagies, et, à un fort grossissement, il nous est facile d'apercevoir leur aspect strié. Elles nous font penser à la rétinite albuminurique. Nous examinons les urines, et nous y trouvons une quantité considérable d'albumine. Suppression du sublimé, décoction de Zittmann, pilules de tannin et de fer. A deux reprises différentes, le 18 et le 22, le malade vomit. Glace à l'intérieur ; céphalalgie sus-orbitaire habituelle, sommeil bon ; absence d'œdème sur tout le corps.

Le 1er août, le malade se plaint d'une augmentation de la céphal-algie, étourdissements, vertiges, nouveaux vomissements que la glace n'arrête plus.

Le 2, potion de Rivière, le malade vomit toute la nuit quand même.

Le 3, délire ; vésicatoire à l'épigastre ; somnolence plus marquée. Dans la soirée, il s'agite et l'on est obligé de lui mettre la camisole ; il répond encore quand on l'interroge, mais ses réponses sont vagues et souvent dénuées de sens.

Le 4, dans la nuit, le malade a sept fois des convulsions très-fortes. Dans l'intervalle, il retombe dans un coma absolu. Depuis deux à trois jours, on s'était aperçu que le malade était pris de convulsions de la face du côté gauche. La commissure labiale était tirée en haut et en dehors.

Le 5, les symptômes changent de côté ; tic convulsif à droite. Le dernier examen, fait le 2 juin, montre la région de la macula (œil droit) toute constellée de points blanchâtres, disposés en séries radiaires et entremêlés de petites hémorrhagies. C'est cette période de la maladie que j'ai représentée dans la planche. (I, fig. 1.)

Le 6, mort dans le coma.

Autopsie. Les reins présentent l'altération du second degré de la maladie de Bright. Ablation des yeux. L'examen fait dans l'après-midi dans le laboratoire de Cornil et Ranvier nous a montré la réalité des lésions reconnues à l'ophthalmoscope.

Les taches blanches, très-abondantes, sont les unes avant, les autres en arrière des vaisseaux, mais toutes dans le stroma de la rétine.

Au microscope, ces taches sont constituées par *des dépôts graisseux et non par des exsudats.* Les taches hémorrhagiques sont aussi examinées : le sang est répandu dans le tissu conjonctif situé entre les fibres nerveuses : c'est ce qui leur donne, à l'ophthalmoscope, cet aspect strié, sur lequel les ophthalmologistes ont tous insisté, bien que la cause ne leur fût pas parfaitement connue.

Le cœur présente des taches ecchymotiques très-curieuses, répandues sur l'endocarde et envahissant aussi le tissu musculaire sousjacent à une profondeur de 4 à 5 millimètres. Immédiatement après l'autopsie, ces taches sont d'un rouge carmin très-vif ; elles disparaissent, après plusieurs jours de macération, en laissant une teinte sombre à la place qu'elles occupaient.

Les hémorrhagies se font naturellement dans les couches de la rétine, les plus vasculaires, celles précisément où j'ai trouvé les parois le plus infiltrées de graisse, c'est-à-dire dans une zone de 5 à 6 millimètres autour de la papille et dans la région de la tache jaune. Ce n'est pas à dire pour cela qu'elles ne puissent se faire à la périphérie ; toutefois elles sont très-rares. Le sang extravasé subit dans la rétine les mêmes métamorphoses que dans les autres tissus de l'économie ; les globules pâlissent, deviennent granuleux, la matière colorante se résorbe ou se cristallise et les granules pigmentaires qu'on observe à côté des cristaux hématiques ne reconnaissent probablement pas d'autre origine.

Pendant que se font les hémorrhagies capillaires, et parfois avant celles-ci (obs. 11), les gouttelettes graisseuses continuent à se déposer de plus en plus dans les couches rétiniennes ; bientôt elles se réunissent par groupes et apparaissent à l'ophthalmoscope sous forme de taches d'un blanc jaunâtre. Tantôt ces taches se rapprochent les unes des autres et se confondent par leurs bords, de manière à constituer des plaques souvent étendues ; tantôt elles restent isolées. De là deux formes distinctes de la même maladie : *la rétinite en plaques et la rétinite disséminée.* — La première a pour siége habituel le pourtour de la papille, l'autre peut exister dans tout le champ rétinien en laissant la papille intacte ; mais le plus souvent c'est dans la région de la *macula*, tout autour de la *fovea centralis* qu'elles se déposent ; nous verrons toute l'importance que ces formes acquièrent en clinique. L'examen minutieux que nous avons fait des taches blanches de la rétine nous permet de conclure qu'elles sont formées en grande partie par de la graisse. On y trouve de grosses vésicules réfractant fortement la lumière en jaune clair; elles contiennent tantôt un liquide homogène, tantôt des gouttelettes huileuses séparées par des granulations brillantes. Les vésicules complètes sont rares, la plupart ont leurs parois rompues, les granulations et les gouttellettes se sont répandues entre les éléments de la rétine qui sont dissociés et épars au milieu des produits de nouvelle formation.

Les corpuscules de Glüge ou corps granuleux sont en très-grand nombre, tantôt réunis par groupes, tantôt isolés. C'est au milieu des grains et dans la couche granuleuse intermédiaire qu'ils sont le plus abondants. J'en ai trouvé aussi dans la couche des cônes et des bâtonnets, notamment dans l'observation 1. Les myélocytes se laissent infiltrer peu à peu par les molécules graisseuses, ils se déforment et disparaissent à une période avancée (obs. 7). On n'en trouve plus que quelques-uns isolés au milieu de granulations jaunâtres, de globules sanguins déformés et de cristaux d'hématoïdine répandus souvent en dehors de la couche vasculaire. La dégénérescence ne s'arrête pas là ; les cellules et les fibres nerveuses sont envahies à leur tour. Les premières deviennent troubles, se remplissent de granulations et augmentent de volume. Souvent alors leur paroi se crève et leurs noyaux apparaissent isolés, ou entourés encore d'une auréole de granulations jaunâtres développées dans le protoplasma. Les fibres nerveuses subissent en même temps une altération remarquable ; on les voit s'épaissir graduellement et former ainsi des renflements qui atteignent parfois des dimensions telles qu'on se demande si l'on n'a point affaire à une cellule nerveuse. Mais en suivant la fibre dans son trajet, on la voit présenter de nouveaux renflements plus petits, remplis, comme les premiers, par des granulations. En même temps que ces fibres sont épaissies, elles revêtent un éclat opalin, et réfractent fortement la lumière : c'est ce qui constitue la sclérose, d'après Schweigger et les Allemands.

Dans l'intervalle des fibres, le tissu cellulaire a subi parfois une hypergénèse active ; les préparations traitées par le carmin et l'acide acétique montrent en effet une active prolifération des éléments cellulaires, les noyaux sont surtout gros et nombreux dans l'adventice qui offre aussi de nombreux corps fusiformes, preuve de la végétation du tissu lamineux. Les petites raies blanches que l'on observe parfois autour des vaisseaux sont produites par cette transformation de la même membrane adventice.

Les altérations que nous venons de décrire augmentent sans doute d'une manière sensible l'épaisseur de la rétine ; cependant elles ne suffiraient pas pour expliquer ces mamelons qui ont quelquefois 2 ou 3 millimètres de hauteur. Ce qui contribue surtout à cette augmentation de volume, ce sont des amas de matières albuminoïdes coagulées. Au microscope elles se présentent sous l'aspect de plaques homogènes, sans structure déterminée ; mais ajoutez une goutte d'acide acétique, tout en ayant l'œil fixé sur l'oculaire, vous verrez par-ci par-là s'agiter la matière et se dessiner des fibrilles manifestes. Sur les pièces longtemps conservées, les plaques amorphes sont moins abondantes, et par contre les fibrilles sont plus évidentes et plus nombreuses, sans doute par l'action coagulante des liquides conservateurs.

Comme on le voit, les taches blanches de la rétine ne sont pas toutes formées par une lésion unique, mais l'élément graisseux en est la base principale, nous croyons qu'il suffit de son agglomération dans un endroit pour y donner une image ophthalmoscopique de couleur blanchâtre ou blanc jaunâtre, mais nous ne nierons pas que l'hypergénèse du tissu cellulaire et la sclérose des fibres nerveuses ne puissent y prendre part.

En troisième lieu, prenant en considération ce fait que des taches blanches peuvent apparaître dès le début de la maladie, et disparaître ensuite sans laisser de trace, nous nous croyons autorisé à conclure que dans certains cas exceptionnels, l'image ophthalmoscopique peut être produite par une exsudation fibrineuse. Dans une autopsie, Wagner n'a rencontré que des éléments sans structure, affectant une forme de rhombe ou de carré, et il les croit dus à des modifications de la fibrine.

A côté de la dégénérescence graisseuse de la rétine, nous avons les hémorrhagies sur lesquelles il nous faut revenir plus longuement, car c'est un point des plus controversés de l'anatomie pathologique. Pour nous, ainsi qu'on a pu le voir, les extravasations sanguines sont toujours consécutives à la dégénérescence graisseuse, c'est celle-ci qui domine la série des phénomènes. En infiltrant les parois des vaisseaux qui deviennent, ici comme partout ailleurs, athéromateux, elle diminue leur résistance à l'ondée sanguine, la membrane se laisse distendre, forme de petites ampoules anévrysmatiques, puis enfin elle se rompt et livre passage au liquide qu'elle contenait. C'est le même processus que dans l'hémorrhagie cérébrale, et pourquoi n'en serait-il pas ainsi, puisque le tissu est le même ? Cette manière de voir n'est point celle de Virchow (1), Mackenzie (2), etc.

(1) Virchow's Archiv für Path., t. X.
(2) Ophthalmic hospital Reports, p. 181-186.

D'après ces auteurs, voici ce qui aurait lieu. Le sang est altéré par la diminution de son albumine et par l'accumulation de l'urée. Sous cette influence, les vaisseaux rétiniens se congestionnent et se déchirent. Les extravasations sanguines deviennent les foyers de noyaux d'induration dans la substance interstitielle, et subissent graduellement la dégénérescence graisseuse.

Plusieurs considérations nous autorisent à rejeter l'opinion de ces hommes illustres. 1° Nous avons trouvé une infiltration graisseuse générale, alors qu'il n'y avait point encore d'hémorrhagies (obs. 19), ou bien des extravasations insignifiantes (obs. 1). Dans un grand nombre de points les vaisseaux étaient très-altérés et près de se rompre. 2° La dégénérescence est toujours très-marquée dans les couches les plus externes de la rétine spécialement la couche des grains, lorsque souvent elle est peu accusée dans la couche des cellules et des fibres nerveuses. Or, l'extravasation sanguine ne peut être ici le phénomène primordial, puisque les plus fins ramuscules n'envahissent jamais la couche granuleuse externe : c'est ce qui résulte des recherches récentes de Th. Leber sur la circulation de l'œil (1) ; par conséquent il ne peut s'y faire d'hémorrhagie. D'ailleurs, nous n'y avons jamais rencontré de cristaux d'hématoïdine qui sont très-abondants dans les couches internes. 3° Le sang ne peut subir une régression graisseuse assez rapide pour donner lieu à ces taches blanches considérables qui s'établissent souvent *dès le deuxième ou le troisième jour* de la maladie. Telle n'est point habituellement l'évolution des ecchymoses, aussi bien dans la rétine que dans les autres tissus ; on voit peu à peu la tache se décolorer, et il faut toujours un temps fort long pour que la teinte rouge fasse place à une coloration blanchâtre. 4° Enfin la clinique vient confirmer pleinement ce que l'anatomie pathologique nous portait à croire. Dans notre observation 2, les

(1) Leber, Anatomische Untersuchungen über die Blutgefam, etc. ; Vienne, 1805.

plaques blanches apparurent dès le début de la maladie rétinienne, et les hémorrhagies plusieurs semaines après les premières. Nous avons pu suivre comparativement la marche des deux produits nouveaux; plusieurs taches rouges se sont transformées sous nos yeux, et jamais la place qu'elles occupaient n'a revêtu l'aspect nacré et resplendissant des taches graisseuses; c'était au contraire une teinte d'un jaune sale, iudiquant une atrophie correspondante de la choroïde.

Il demeure donc établi que les taches graisseuses ne sont pas consécutives aux hémorrhagies rétiniennes. Étudions maintenant l'évolution de ces dernières.

Le sang s'épanche naturellement dans le tissu cellulaire périvasculaire et dans les interstices des éléments. Comme les parties de la rétine les plus vasculaires sont la couche des fibres et des cellules, ce sont elles qui sont le plus fréquemment envahies; le sang s'épanche entre les fibres nerveuses qui communiquent à l'ecchymose cet aspect strié noté par tous les ophthalmologistes; il est surtout marqué autour de la macula où les fibres affectent la disposition perpendiculaire.

Les extravasations jouent de plus un rôle mécanique qu'il est important de connaître. Ce sont autant de corps étrangers qui irritent les éléments au milieu desquels ils sont placés. Le tissu conjonctif en particulier subit des altérations de plusieurs sortes; il s'hypertrophie ou se charge de graisse, tous deux phénomènes qu'on peut considérer comme appartenant au processus inflammatoire déterminé par la présence de l'extravasat (1). L'hypertrophie atteint spécialement le tissu conjonctif de la couche des fibres optiques; elle consiste en l'augmentation de volume des fibres, et en la multiplication de leurs noyaux. La dégénérescence graisseuse attaque principalement le tissu conjonctif des couches granuleuses. Parfois les fibres deviennent striées et réfractent fortement la lumière; ce qui est la caractéristique de la sclérose.

(1) Schweigger, loc. cit., et Ann. d'ocul., t. XLIX.

Les modifications que présentent le tissu cellulaire interstitiel, la tunique adventice des vaisseaux de moyen calibre, et les
fibres nerveuses, attestent de la manière la plus évidente un
état inflammatoire de la rétine. Aussi nous n'avons pas hésité à
conserver le mot de *rétinite albuminurique*, malgré l'autorité
de plusieurs ophthalmologistes illustres. Cette dénomination a
le double avantage d'exprimer un état pathologique réel et
d'être déjà conservé par l'usage.

Mais cette inflammation s'établit-elle d'emblée, ou bien est-
elle la suite de modifications primitives de la rétine? C'est un
point qui prête à la controverse, et qu'il est difficile de juger
d'une manière absolue. Toutefois, nous inclinons fortement pour
la dernière opinion que vient appuyer du reste l'observation
dans laquelle nous n'observâmes qu'une simple infiltration graisseuse sans produit inflammatoire.

Nagel (*Arch. für Ophth.*, tome VI, page 191-235) admet au
contraire que la dégénérescence graisseuse est la terminaison
d'une rétinite parenchymateuse chronique produite par une
altération du sang.

La rétinite albuminurique étant constituée, quelle *marche*
suit-elle d'habitude?

Dans les cas graves, la dégénérescence graisseuse détruit par
places tous les éléments de la rétine, même les bâtonnets et les
cônes : dans deux de nos observations il se trouvait des points
où il était presque impossible de démêler un élément figuré ; ce
n'étaient plus que molécules graisseuses et granules pigmentaires.

D'autres fois, lorsque les éléments nerveux de la rétine n'ont
pas été transformés, et que l'altération siége surtout dans le
tissu cellulaire, celui-ci subit une métamorphose régressive
après laquelle la rétine peut recouvrer une partie de ses fonctions. Cette terminaison heureuse s'est présentée dans trois de
nos observations (4, 5, 6).

Quant aux faits cités par quelques auteurs, où des plaques
blanches auraient disparu complétement et où la vision aurait

recouvré son intégrité, il est probable qu'il s'agissait plutôt de plaques exsudatives que d'une dégénérescence graisseuse avancée.

Pour terminer cette étude, il nous reste à décrire les altérations de la choroïde et du corps vitré; ces deux organes sont en connexion tellement intime avec la rétine, que celle-ci ne peut subir une atteinte profonde, sans que le contre-coup s'y fasse sentir.

La *choroïde* présente en premier lieu des modifications de son épithélium : celui-ci se résorbe au niveau des taches blanches et des ecchymoses; partout en un mot où l'irritation est accentuée. La dépigmentation est parfois considérable; elle est surtout marquée dans la rétinite en plaque, lorsque la maladie a eu une longue durée. Dans l'observation 7, la choroïde était devenue blanche et transparente dans une grande étendue, tout autour du nerf optiqne. L'épithélium s'était partout résorbé, aussi bien dans les cellules de la couche interne que dans celles du stroma. En plusieurs endroits, ces cellules étaient réunies en groupes irréguliers dans l'intervalle des vaisseaux; mais elles étaient parfaitement transparentes. A la périphérie de la choroïde, en dehors des hémorragies et des taches graisseuses, le stroma conservait encore du pigment; il n'y en avait pas non plus dans la couche interne. Les *vaisseaux* prenaient une large part à ces lésions; on voyait les plus fins oblitérés, tandis que dans les gros troncs, l'enveloppe externe avait augmenté de volume. La *chorio-capillaire* présentait elle-même une sclérose étendue dans les points correspondant au pourtour des lésions rétiniennes.

Mais habituellement ces lésions ne sont pas aussi marquées. Dans *la rétinite disséminée,* elles sont isolées et tendent moins, par conséquent, à altérer le tissu de la choroïde. On trouve alors souvent une accumulation de pigment autour des plaques atrophiques et vers l'ora-serrata. Quant aux ecchymoses choroïdiennes qui ont été citées par quelques auteurs, je n'en ai jamais rencontré ; mais je les crois possibles, surtout dans les cas où il y a communication des vaisseaux choroïdiens avec ceux de la rétine, comme je l'ai rencontré dans l'obs. 8.

Chez le malade qui fait le sujet de l'obs. 7, il y avait de plus une grande adhérence entre la choroïde et la rétine, adhérence qni était due à des dépôts plastiques.

Le *corps vitré* doit subir des altérations non moins fréquentes ; mais elles sont peu connues ; l'observateur, du reste, doit constamment se mettre en garde contre les modifications cadavériques ou produites par les liquides conservateurs. Chez notre malade (obs. 7) nous avons retrouvé dans la membrane hyaloïde ces faisceaux de fibrilles signalés par Müller, au niveau de l'altération rétinienne. Schweigger ne voit là qu'une forme particulière de la coagulation de la fibrine qui, vu la transparence ophthalmoscopique du corps vitré pendant la vie, pourrait bien ne s'être produite que pendant la mort.

Les cellules étaient de plus en voie de prolifération manifeste.

Ces lésions de la choroïde et du corps vitré rendraient parfaitement possible l'existence d'une cataracte polaire postérieure, dont M. Lécorché cite un exemple. Toutefois les observations de ce genre sont extrêmement rares ; nous n'en avons pas rencontré.

SYMPTOMATOLOGIE.

En suivant pas à pas les altérations que nous venons de décrire, il est facile d'en déduire les *caractères ophthalmoscopiques*.

Le symptôme initial, dans tous les cas, est une *congestion veineuse* et *artérielle ;* elle s'établit parfois d'emblée, brusquement ; d'autres fois, elle est lente, progressive ; les vaisseaux se laissent peu à peu dilater, deviennent tortueux, présentent des renflements et souvent sont animés de battements isochrones aux mouvements cardiaques. La circulation, gênée dans les gros troncs, tend à se rétablir par les capillaires, et ceux-ci se dilatent à leur tour. La papille perd alors sa couleur rose pâle, elle se fonce de plus en plus, ses contours s'effacent, et l'on ne tarde pas à apercevoir sur son pourtour et dans toute la rétine voisine, une opacité louche, uniforme, de couleur bleuâtre ou grisâtre, et qui est l'indice d'une transsudation séreuse. Le reste de la rétine est d'un rouge intense uniforme.

De Græfe appelle cet état, la période d'*infiltration diffuse*. Dans l'observation suivante, la lésion s'est limitée à ce degré.

OBSERVATION III.

[État puerpéral; rétinite albuminurique au premier degré; congestion et infiltration diffuse; guérison.

Marguerite-Aimée, âgée de 22 ans, est prise d'attaques d'éclampsie dans le cours du neuvième mois de sa grossesse. Dans les cinq jours qui ont précédé son entrée à la salle Saint-Raphaël, Hôtel-Dieu, elle perdit complétement connaissance et ne revint à elle qu'après l'accouchement qui nécessita une application de forceps. Le 1er janvier 1868, deux jours après l'accouchement, cette femme ayant repris l'usage de ses facultés se plaint de ne plus voir. Non-seulement elle ne reconnaît pas les personnes qui l'approchent, mais elle ne distingue même les lits voisins que d'une manière confuse.

L'*examen ophthalmoscopique* montre une congestion énorme de la choroïde et de la rétine. La papille est d'un rouge uniforme, œdémateuse; ses bords sont voilés par de la sérosité, et toutes les parties voisines de la rétine jusqu'à la tache jaune sont infiltrées d'une matière louche opalescente.

Les urines, qui avaient donné au moment des attaques d'éclampsie un dépôt abondant d'albumine, sont de nouveau examinées; elles n'en renferment plus qu'une petite quantité.

Le 8. On n'en retrouve plus; la vision est meilleure.

Le 16. La malade peut se promener dans la salle, mais elle ne peut encore ni lire ni coudre.

Le 18. Amélioration sensible; la rétine a repris en partie sa transparence. Exeat.

Dans les premiers jours de février, j'ai l'occasion de revoir cette femme et je constate une disparition complète de l'infiltration; elle a repris ses occupations habituelles.

Bientôt commencent à se montrer en divers endroits, spécialement dans les régions péripapillaires, des points moins colorés, qui s'agrandissent peu à peu et revêtent un éclat blanchâtre de plus en plus marqué. Elles ne se montrent presque jamais à la périphérie de la rétine, elles siégent au contraire dans les parties centrales, autour de la papille et de la tache jaune.

Elles sont habituellement arrondies ou ovales ; d'une étendue très-variable, elles apparaissent avec une lentille de 2 pouces, tantôt de la grosseur d'une tête d'épingle, tantôt d'une lentille ; quelquefois même elles atteignent la dimension d'une pièce de 20 centimes. Leur coloration n'est pas uniforme : le centre est parfois d'une blancheur nacrée, resplendissante, comme dans notre figure I, les bords sont jaunâtres ou bleuâtres. C'est cette différence de teinte qui leur donne du relief et les distingue du premier coup des plaques blanches d'*atrophie choroïdienne*.

Nous avons pu suivre leur évolution graduelle dans l'observation 2. D'abord placées en arrière des vaisseaux rétiniens, ces taches en augmentant d'étendue et d'épaisseur, les soulèvent peu à peu ; on reconnaît ce phénomène à une courbure prononcée que le vaisseau décrit en rentrant dans les parties rouges.

De nouvelles taches blanches se forment dans le voisinage des premières ; elles envahissent les couches internes de la rétine, et il n'est pas rare d'en observer un certain nombre qui viennent graduellement se placer en avant des vaisseaux rétiniens. On peut voir, dans notre figure, des faits de ce genre ; le vaisseau disparaît brusquement sur le pourtour de la tache et reparaît plus loin ; si c'est une veine, elle est souvent dilatée dans son bout périphérique, par suite de la compression qu'elle éprouve ; elle est amincie au contraire dans son bout central.

Peu après l'apparition des taches blanches, se montrent des *hémorrhagies* multiples. Toutefois, le processus n'est pas toujours le même ; on comprend facilement que les extravasations sanguines puissent se montrer en même temps que les plaques graisseuses, ou puissent même les précéder. C'est ce que l'on observe surtout lorsque la congestion du début s'établit subitement et avec une grande intensité. Quelques auteurs même, comme Virchow, Mackenzie, Nagel, considéreraient ce fait comme constant, puisque pour eux, les plaques blanches résulteraient d'une transformation régressive du caillot. Nous avons vu que cette assertion n'était pas fondée; elle a contre elle des faits positifs (obs. 2), bien que nous considérions comme un fait rare es hémorrhagies s'établissant dès le début de l'affection. Quoi qu'il en soit, les ruptures vasculaires sont toujours multiples comme les taches graisseuses, elles ont lieu comme celles-ci dans les environs de la papille et de la macula ; souvent c'est au point de bifurcation d'un vaisseau, dans l'angle formé par l'affluent avec le tronc principal ; d'autres fois c'est sur le vaisseau lui-même et plus fréquemment en arrière. Dans ce cas, il est parfois possible de distinguer au centre de la tache le point où s'est faite la rupture. Rarement elles sont très-considérables et dépassent une étendue de plus de 3 ou 4 millimètres, elles présentent presque toujours des stries plus foncées rayonnant vers la papille, et dues, comme nous l'avons démontré, à la direction des fibres nerveuses.

Les deux yeux se prennent en même temps ; un seul peut être envahi d'abord ; mais au bout de vingt-quatre heures ou quarante-huit heures, rarement plus, la lésion devient double, c'est un caractère important pour le diagnostic. Toutes les fois en effet que l'on rencontrera, dans les deux rétines d'un malade, des taches blanchâtres entremêlées d'ecchymoses, on peut être certain d'avoir affaire à un albuminurique.

La *rétinite à taches disséminées*, que nous venons d'esquisser, constitue le premier degré de la maladie, qui ne va pas plus loin la plupart du temps ; aussi sommes-nous autorisé à en faire une forme particulière. C'est celle que l'on trouve le plus habituellement et à laquelle se rapportent la plupart des observations des auteurs. Voici quelques nouveaux exemples.

OBSERVATION IV.

Rétinite albuminurique disséminée.

M. le comte de N..., âgé de 45 ans, nous est adressé pour que nous examinions ses yeux à l'ophthalmoscope. Depuis plusieurs mois, il se plaint d'une diminution graduelle de sa vue, diminution qui est devenue assez forte dans ces derniers temps pour l'empêcher de lire même les plus gros caractères. Il se plaint en même temps d'une céphalalgie habituelle, il a de fréquents vomissements et de la constipation : sa démarche est peu assurée, et les personnes qui l'entourent le trouvent fantasque, inquiet, se livrant sans motif plausible à des accès de colère qui ne lui étaient pas ordinaires.

L'*examen ophthalmoscopique* nous révèle les lésions suivantes : papille hyperémiée, vaisseaux volumineux, interrompus à quelque distance de la papille par de nombreuses hémorrhagies striées. Des taches d'un blanc nacré sont semées entre les hémorrhagies ; quatre ou cinq occupent la macula, les autres sont répandues d'une manière irrégulière dans la rétine. Quelques-unes passent en avant des vaisseaux, la plupart sont situées en arrière. En se rapprochant de l'ora serrata, la congestion rétinienne moins forte permet d'apercevoir la choroïde. Celle-ci est profondément modifiée : quelques plaques atrophiques, entourées de pigment, vaisseaux jaunâtres paraissant oblitérés.

Mêmes lésions dans les deux yeux.

En présence des lésions de la rétine, l'idée nous vint immédiatement que nous pouvions avoir affaire à une maladie de Bright. L'examen des urines confirma notre diagnostic que rien auparavant n'avait fait soupçonner. Le malade n'a jamais eu ni œdème, ni bouffissure de la face. Pas d'affection cardiaque.

Sous l'influence d'un régime reconstituant, de l'administration du tannin, puis de la térébenthine de Venise, la vue s'améliora un peu. Nous revîmes M. de N... six mois après le premier examen : il ne restait plus que deux ou trois taches blanches ; les ecchymoses avaient complétement disparu ; il pouvait de temps à autre lire son journal ; l'albumine avait beaucoup diminué ; mais les troubles cérébraux avaient augmenté, et tout faisait craindre une paralysie générale progressive.

OBSERVATION V.

Rétinite albuminurique disséminée ; amélioration.

La nommée Marie Dumont, blanchisseuse, âgée de 48 ans, entre salle Saint-Bernard, service de M. Gueneau de Mussy, lit nᵒ 10, à l'Hôtel-Dieu, le 23 novembre 1867.

Malade d'une bonne santé habituelle. Il y a dix ans, à la suite d'un accouchement, paralysie de tout le côté gauche, déviation de la bouche, aphasie. Guérison au bout de deux mois. Elle a eu onze enfants, dont six vivants.

Le 1er novembre 1867, elle s'aperçoit qu'elle est un peu grosse de la ceinture, sa figure est bouffie, elle est en même temps très-fatiguée et ne dort pas ; puis, les jambes se gonflent à leur tour. Elle entre à l'Hôtel-Dieu ; on reconnaît une maladie de Bright.

On lui donne du vin diurétique amer, 6 gouttes de teinture d'iode par jour. Amélioration. Puis, acide gallique ; douches de vapeur. Il y a deux mois sa vue baisse, elle diminue tellement que la malade ne peut plus reconnaître les personnes qui sont devant elle.

Premier examen ophthalmoscopique. Le 1er avril. Papille très-rouge, bords effacés, taches graisseuses, disséminées autour de la papille, alternant avec des hémorrhagies striées. Vaisseaux parfaitement nets sur la papille et à une petite distance de celle-ci ; puis, lorsqu'ils rencontrent des taches blanches, ils passent tantôt en avant, tantôt en arrière. Les veines sont volumineuses, variqueuses. L'œil droit est beaucoup plus malade, ne peut lire le nᵒ 200 de Giraud-Teulon. Œdème des membres inférieurs et ascite.

Le 4 mars. Nouvel examen. L'œil gauche, dont la vision est un peu meilleure, offre une papille pâle, moins rouge qu'à l'état normal, les vaisseaux en sortant de la papille semblent interrompus dans deux ou trois endroits par de petits caillots. On en trouve une demi-douzaine environ dans le champ rétinien. Les taches graisseuses sont au nombre de 4 ou 5, seulement il n'y en a pas plus dans la région de la tache jaune qu'ailleurs. Le fond général de la choroïde est un peu pâle. *L'œil droit* offre des lésions beaucoup plus considérables. En haut de la papille, une grande tache rouge qui, au centre, présente un commencement de résorption. Dans la région de la tache jaune, on remarque 5 ou 6 taches rouges disposées en série.

Il n'y a pas de taches graisseuses dans cette région ; mais ou en observe un assez grand nombre disséminées tout autour de la papille.

Le 25 avril. Amélioration sensible. La malade n'a plus d'œdème, elle se lève toute la journée, tricote, fait le ménage, ne peut encore lire que les grosses lettres. Les rétines ne présentent presque plus de taches graisseuses, et celles-ci sont réduites à un très-petit volume. Il n'y a plus d'hémorrhagies. Celles qui avaient été constatées aux examens précédents n'ont marqué leur place que par de petites plaques jaunâtres ayant un contour plus sombre.

OBSERVATION VI.

Rétinite albuminurique disséminée. Amélioration.

Havart, âgé de 45 ans, ancien bijoutier, vient à la consultation ophthalmolologique du Parvis pour une rétinite albuminurique déjà ancienne.

Cet homme est atteint depuis dix ans d'une maladie de Bright. Il raconte qu'à cette époque il fut soigné par M. Grisolle; il avait les jambes enflées, la figure bouffie, des douleurs lombaires, et les urines donnaient, par la chaleur et l'acide nitrique, un abondant précipité d'albumine. Le médicament sur lequel insista M. Grisolle fut la teinture de cantharides. Quatre mois de ce médicament, aidé de bains de vapeurs, vinrent à bout de l'œdème, et pendant huit ans le malade se considéra comme guéri.

Il y a quinze mois environ, à la suite d'un refroidissement brusque, les jambes s'enflent de nouveau, puis la sérosité envahit le péritoine et distend les bourses. Jusqu'à ce moment, il ne s'était jamais plaint de troubles dans sa vision; mais, depuis six mois, il a de la céphalalgie sus-orbitaire, la vue a diminué d'une manière insensible; mais elle est arrivée, au bout de deux mois, à une cécité pour ainsi dire absolue. L'anasarque étant devenue générale, le malade entre à Saint-Louis, dans le service de M. Hardy. Ce médecin lui administre de l'essence de térébenthine et du tannin; sous l'influence de ce traitement, sa vue s'améliore, et, au bout de cinq semaines, il peut sortir et reprendre son travail.

Mais bientôt l'amblyopie augmente : alors le malade vient nous consulter. Il ne lit qu'avec peine le n° 20 de Giraud-Teulon à 15 centimètres de distance.

Examen ophthalmoscopique. — Nous constatons une rétinite albuminurique ancienne en voie manifeste de régression. L'infiltration diffuse a disparu. La papille a recouvré la netteté de ses contours; les vaisseaux minces et filiformes se dessinent nettement sur la blancheur de sa surface; toutes les lésions semblent s'être localisées dans la région de la macula lutea. Ici on retrouve encore quelques vestiges d'anciennes hémorrhagies; mais ce sont surtout les taches blanches qui offrent un aspect caractéristique. Elles forment une sorte de triangle irrégulier à base tournée en haut, à sommet dirigé vers le *foramen centrale.*

Dans ce triangle sont inscrits de petits points blanchâtres disposés en séries radières et assez régulièrement espacés. C'est cette disposition qui a déjà été décrite par les Allemands, et qu'ils ont comparée à une constellation d'étoiles.

En dehors de la papille, les vaisseaux rétiniens offrent une disposition remarquable ; dans une grande partie de leur trajet, ils offrent de chaque côté une petite raie blanchâtre très-accentuée. Cet aspect, signalé déjà par plusieurs auteurs, et figuré par Liebreich dans son Atlas, est dû à la sclérose de la membrane adventice.

Tout le reste du fond de l'œil est pâle, les vaisseaux choroïdiens et principalement les vortices sont très-apparents à la périphérie.

Les deux yeux offrent la même lésion.

Nous continuons à voir le malade tous les huit jours pendant six semaines. La vision s'améliore un peu, mais l'aspect étoilé de la tache jaune persiste sans aucun changement apparent.

Il peut se faire que les taches se multiplient en un point circonscrit et augmentent en même temps d'étendue ; elles viennent alors à se toucher et à se confondre par leurs bords : de sorte qu'au lieu d'avoir des taches disséminées, on aura une large plaque présentant à sa surface une série de mamelons inégaux. Nous appellerons cette forme : *rétinite albuminurique en plaque.* Elle a un siége constant, c'est le pourtour de la papille, aussi ne peut-on plus retrouver la limite du nerf optique; celle-ci se confond complétement avec le produit morbide. Cette forme est rare ; elle a été représentée pour la première fois dans l'Atlas de Liebreich; nous avons été assez heureux pour en rencontrer trois cas.

OBSERVATION VII.

Rétinite albuminurique en plaque; mort; autopsie.

Ange Legall, 20 ans, ouvrier papetier, entre, le 4 juin 1868, à l'Hôtel-Dieu, salle Saint-Lazare, n° 4, service de M. Fauvel.

Jusqu'à l'âge de 15 ans, Legall n'a pas eu de maladie grave si ce n'est une ophthalmie contagieuse qui a atteint tous les membres de sa famille, et à la suite de laquelle il a conservé pendant longtemps une blépharite ciliaire. Il a une sœur dont la vue est également mauvaise.

A 15 ans, ostéite suppurée de la jambe droite sans traumatisme antérieur : on en voit encore la cicatrice. Un peu plus tard, carie vertébrale avec abcès migrateurs; guérison avec enfoncement des apophyses épineuses de plusieurs vertèbres dorsales.

Pendant cette longue maladie, il contracte l'habitude de la masturbation fréquente, dont il n'a pu se départir depuis, et que pendant deux ans il a pratiquée avec frénésie. Aussi le malade est-il d'une faiblesse extrême; les os sont saillants et décharnés : depuis près d'une année il vomit fréquemment, et est atteint d'une constipation opiniâtre.

Depuis sept à huit mois, la vue a commencé à baisser graduellement, sans douleur. Au moins de novembre dernier, le travail devint impossible, et le malade alla consulter Sichel : il commençait en outre à éprouver de fréquentes pertes séminales. A la fin de décembre, le malade entre à Beaujon, chez Moutard-Martin, qui reconnaît des hémorrhagies rétiniennes, institue un traitement tonique et donne du bromure de potassium depuis 1 gramme jusqu'à 6 par jour. Il y reste cinq semaines, sort amélioré, et va passer trois mois en Bretagne. Le médecin du pays lui fait prendre de la macération de quinquina, et tous les soirs un julep diacode avec 1 gramme de bromure de potassium; bains froids de vingt minutes de durée tous les deux jours. Néanmoins, les pertes séminales surviennent encore trois fois par semaines.

Il revient à Paris, et entre à l'Hôtel-Dieu.

Il se plaint, à son entrée, de douleurs d'estomac, anorexie, vomissements; céphalalgie, accès de dyspnée.

Les urines, traitées par la chaleur et l'acide nitrique, décèlent une proportion énorme d'albumine; cependant il n'y a pas d'œdème, et le malade se souvient à peine d'avoir eu une ou deux fois le matin les paupières gonflées.

Examen ophthalmoscopique. — Pupilles habituellement dilatées. Mêmes lésions de la rétine dans les deux yeux. Le fond de l'œil, à l'image droite, paraît blanc, au lieu d'être rouge, et il est extrêmement facile de constater une dégénérescence graisseuse de la rétine dans une étendue qui égale deux fois le diamètre de la papille, et englobe par conséquent une grande partie de la tache jaune. A l'image renversée on circonscrit beaucoup mieux cette énorme plaque blanche, et on peut retrouver à son centre les vestiges de la papille. Celle-ci se reconnaît à un disque rougeâtre légèrement excavé, et d'où partent deux ou trois vaisseaux qui décrivent des sinuosités en rampant à la surface du produit morbide. Celui-ci présente une saillie en masse, et est parsemé de petits mamelons jaunâtres que l'on trouve en bien plus grand nombre dans les parties rouges de la rétine en dehors de la plaque graisseuse. Il est probable que c'est là la lésion primitive, et que la réunion de goutelettes semblables a produit en dernier lieu la plaque blanche qui encadre la papille. Cette plaque offre à peu de chose près la forme d'un cercle, mais avec de légers prolongements dans la direction des vaisseaux. A sa surface, on trouve, outre les mamelons jaunâtres, de petits points rosés, qui sont le résidu d'anciennes hémorrhagies; l'un deux est plus récent et forme une véritable ecchymose.—Les artères paraissent englobées dans le produit morbide; on ne voit que deux veines en haut et en bas.

Depuis cette époque jusqu'au mois de juillet, le malade s'affaiblit de plus en plus; il offre tous les accidents de l'urémie dyspnéique, et après quelques convulsions, meurt le 10 juillet. Deux jours auparavant, la constipation avait été remplacée par la diarrhée, et une très-légère infiltration s'était montrée autour des malléoles.

L'autopsie nous fait constater un mal de Pott ancien, une ostéite condensante du tibia, et le troisième degré de la maladie de Bright. Les yeux sont enlevés avec soin; l'un est placé dans le liquide de Muller, et l'autre examiné à l'état frais.

Une coupe transversale pratiquée en avant du cristallin permet, à travers le cristallin et le corps vitré faisant office de loupe, de voir admirablement les lésions que j'avais dessinées sur le vivant, au moyen de l'ophthalmoscope. Le centre de la papille est un peu déprimé, et tout autour, on observe une zone mamelonnée blanchâtre.

Une coupe antéro-postérieure passant par le milieu de la papille montre la lésion sous une autre forme que nous avons représentée planche IV, fig. 9.

Examen microscopique. — Préparation faite autour de la papille. Ce qui frappe au premier abord, c'est une destruction presque complète des éléments normaux de la rétine. Les couches des bâtonnets et des cônes, des grains et des cellules, sont remplacées par un tissu fibrillaire sans structure déterminée, et des molécules graisseuses. Çà et là, on trouve quelques noyaux granuleux reliés entre eux par des lignes ponctuées de molécules brillantes, et qui semblent être les vestiges des grains et des fibres de Muller. Dans la couche des cellules et des fibres nerveuses, on trouve quelques cellules à plusieurs noyaux, et des fibres variqueuses dont les renflements contiennent un noyau volumineux; puis des éléments arrondis, à double contour, entourés d'une demi-auréole de granulations graisseuses. On voit des cellules dont la paroi a cédé et qui laissent s'échapper de leur intérieur des molécules jaunâtres. Elles sont séparées par des intervalles considérables remplis par des globules sanguins, des granules pigmentaires et des fibres sclérosées. Les vaisseaux sont extrêmement rares ; ceux que j'ai pu retrouver sur des coupes multiples ont leurs parois épaissies et infiltrées de graisse.

A la périphérie de la rétine, les lésions quoique moins avancées n'en sont pas moins manifestes. Les éléments de la couche granuleuse sont séparés par une matière grumeleuse à reflets brillants et jaunâtres. Très-peu de corps granuleux; dans quelques endroits les batonnets et les cônes semblent manquer presque complétement. Les cellules nerveuses sont rares.

La *choroïde* est très-altérée, surtout autour de la papille, dans les parties correspondant à la plaque blanche. Au niveau, elle est extrêmement mince, pâle, dépouillée de son épithélium; les vaisseaux sont petits, et oblitérés en plusieurs endroits. En dehors de cette région, l'épithélium est aussi très-rare, on ne le trouve plus que par îlots isolés. La chorio-capillaire est épaissie, et quelques vaisseaux présentent une augmentation telle de leurs parois, que celles-ci égalent le double de leur calibre. Ces parois renferment en même temps un assez grand nombre d'éléments fusiformes.

Le *corps vitré* présente au niveau de l'altération rétinienne un nombre considérable de filaments entrelacés; et sur la membrane hyaloïde, on voit beaucoup de cellules du corps vitré, grandes et en voie de segmentation manifeste.

OBSERVATION VIII.

Rétinite albuminurique en plaque; mort; autopsie.

Le 14 mars 1868, entre à l'Hôtel-Dieu, salle Sainte-Anne, n° 4, la nommée Marie Franco, âgée de 31 ans.

Cette femme a joui d'une bonne santé jusqu'à 26 ans : à cette époque, palpitations, dyspnée, qui ont toujours persisté depuis. Il y a 3 mois, ménorrhagie abondante, bientôt remplacée par des épistaxis fréquentes; puis diminution graduelle de la vue qui va toujours en augmentant. Au moment de son entrée, la malade ne reconnaît pas les personnes qui l'approchent, et distingue à peine la lumière du jour.

Convulsions fréquentes depuis un mois, affection cardiaque, urines fortement albumineuses.

L'*examen ophthalmoscopique* révèle une dégénérescence graisseuse extrêmement avancée des deux rétines. Papille noyée au milieu d'une zone blanche irrégulière englobant la tache jaune, et s'étendant à la partie interne à une distance qui égale 3 fois le diamètre de la papille. La couleur est blanc-jaunâtre, parsemée de petites hémorrhagies, les unes rouge vif, les autres orangées. Les vaisseaux sont peu nombreux, interrompus de distance en distance; quelques-uns paraissent incurvés à la périphérie de la zone blanche. Le reste du fond de l'œil est d'un rouge pâle, la choroïde ne paraît pas modifiée.

La malade ne tarde pas à succomber; l'autopsie révèle des lésions extrêmement intéressantes, en particulier du côté du cœur. L'observation complète sera publiée prochainement par mon collègue et ami, le Dr Choyau, qui a bien voulu me donner les rétines.

Après avoir fait une coupe transversale en arrière de l'iris, on peut constater à l'œil nu la vérification de notre examen ophthalmoscopique. C'est cette pièce que j'ai représentée planche ɪ, fig. 2.

Après durcissement dans le liquide de Müller, le microscope montre des lésions semblables à celles décrites plus haut : dégénérescence graisseuse de toutes les couches de la rétine, sclérose des fibres nerveuses et des artérioles. La couche des bâtonnets et des cônes est complétement détruite au niveau de la zone blanche, et très-altérée même en dehors de celle-ci. Fait qni explique l'amblyopie prononcée de la malade.

A 2 ou 3 millimètres de la papille, on observe une communication directe de la circulation rétinienne avec la circulation choroïdienne; elle se fait par deux ou trois capillaires assez volumineux.

OBSERVATION IX.

Rétinite albuminurique en plaque; constellation de points blancs dans la macule.

Coston, terrassier, âgé de 37 ans, entre à l'Hôtel-Dieu, salle de l'Ange-Gardien, le 20 novembre 1868.

Il y a six mois, il s'aperçoit, sans symptômes précurseurs, que ses bourses sont enflées; le lendemain l'œdème envahit les jambes puis la face et l'abdomen. Il entre à Beaujon dans le service de Gubler; un mois après son entrée, la vue se trouble, et une violente céphalalgie se déclare. Quatre mois après, le malade sort de Beaujon; mais la vue baisse de plus en plus; depuis cinq semaines, il ne peut plus lire.

Examen ophthalmoscopique. — *Œil droit.*—Papille déformée, d'un rouge uniforme, encadrée dans une zône blanche complète, irrégulière, présentant sur les bords de petites taches de même couleur, et parsemée à sa surface de petits points hémorrhagiques. La macula *est constellée de petits points blancs* disposés en plusieurs séries. Le reste du fond de l'œil est très-rouge et ne présente pas d'hémorrhagies.

Œil gauche. — Taie ancienne sur la cornée. — Même disposition.

Le malade ne voit plus que le n° 200 Giraud-Teulon. Il présente un phénomène des plus remarquables. Tous les objets qu'il regarde lui *paraissent être noirs à leur centre,* de plus le champ visuel est très-limité en dedans. Cet état s'explique parfaitement par l'état de la macula lutea. De même, il confond toutes les *couleurs*, sa blouse bleue lui paraît verte. A la lumière artificielle, il distingue mieux les couleurs, bien que d'une manière générale la vision ait moins d'acuité.

Céphalalgie très-fréquente. Quelques vomissements. Gonflement médiocre.

Urines très-fortement albumineuses.

Dans ces cas, si l'on fait l'examen à l'image droite, le fond de l'œil au lieu d'apparaître rouge à travers une pupille moyennement dilatée, ne donne au contraire qu'un reflet blanchâtre ou jaunâtre. La papille ne se reconnaît que par le point d'émergence des vaisseaux. Ceux-ci sont très-nombreux; on ne trouve habituellement qu'une ou deux veines en haut et en bas; elles présentent des sinuosités et des courbures en rapport avec la surface mamelonnée sur laquelle elles se déroulent. Les artères sont habituellement englobées dans le produit morbide. Le pourtour de la papille se forme avec le reste ; il est indiqué par un reflet rougeâtre, dernier indice d'hyperémie primitive. Tout autour, dans une étendue parfois considérable, tellement que la tache jaune était complétement envahie dans les observations 7 et 8, s'étend la dégénérescence graisseuse. Sa circonférence présente souvent des prolongements anguleux ou arrondis dans la direction des vaisseau et l'on trouve en dehors quelques-unes des petites taches disséminées, dont la réunion a formé la plaque. Celle-ci présente, en outre, à sa surface, des ecchymoses plus ou moins accusées, et à différentes périodes de leur évolution.

Cette forme est beaucoup plus grave que l'autre, par l'étendue et le siége de la dégénérescence. Nous ne connaissons pas de cas qui se soient terminés par la guérison : nos deux malades sont morts.

La *rétinite disséminée*, au contraire, peut se terminer d'une manière heureuse. Après avoir persisté pendant un temps qu'il est difficile de préciser, mais qui est souvent fort long, elle entre peu à peu dans une phase régressive.

La rougeur anormale du fond de l'œil disparaît peu à peu, la papille reprend ses contours accentués, les exsudations séreuses se résorbent et la circulation se rétablit dans les quelques gros vaisseaux dont les parois n'ont pas subi la dégénérescence, et dont la membrane adventice s'est au contraire hypertrophiée. Les éléments de cette dernière se transforment en tissu fibreux sclérosé, et il n'est pas rare d'observer à cette période, de chaque côté du vaisseau, une petite raie blanchâtre qui en est la conséquence. Les vaisseaux eux-mêmes comprimés par le tissu fibreux qui les entoure, diminuent de volume et deviennent filiformes ; les autres demeure oblitérés dans la totalité ou dans une partie de leur parcours : à l'hyperémie succède une anémie véritable de la rétine. Le sang épanché subit une résorption graduelle, la tache se décolore de la périphérie au centre, et prend un aspect jaune orangé sale, indiquant une atrophie des vaisseaux choroïdiens correspondants. Mais il n'est pas rare de voir persister au centre de l'ecchymose un petit amas de cristaux d'hématoïdine qui ne disparaît qu'au bout d'un temps fort long. — Les taches blanches suivent une évolution analogue. Elles perdent leur état et diminuent de volume ; quelques-unes même peuvent ne plus laisser de traces; celles qui sont situées autour de la tache jaune persistent le plus longtemps, et quand elles sont en assez grand nombre elles communiquent à cette partie de la rétine un aspect extrêmement remarquable. On les voit rangées en séries assez régulières et rayonnant vers la *fovea centralis*, comme les étoiles secondaires autour d'une planète; c'est une véritable constellation de points blancs ou jaunâtres. A une époque avancée de la maladie, c'est le seul vestige qui puisse remettre sur sa trace; mais je le crois caractéristique, car je ne l'ai jamais rencontré dans aucune autre forme de rétinite.

Lorsque l'état aigu de la rétinite a disparu, et que cette membrane a recouvré assez de transparence pour permettre d'apprécier l'état de la choroïde, on rencontre des lésions de cette membrane en rapport avec les lésions décrites ci-dessus. Ce sont des plaques jaunâtres autour desquelles la coloration est rouge plus foncé. En plusieurs endroits et surtout vers l'ora serrata, les vasa vorticosa deviennent très-appréciables, et l'on peut y rencontrer aussi des dépôts de pigment irréguliers, semblables à ceux qui ont été décrits dans la choroïde disséminée.

En dehors des lésions précédentes que l'ophthalmoscope seul nous permet de découvrir, les malades atteints de rétinite albuminurique peuvent présenter quelques *autres signes objectifs* que nous indiquerons brièvement.

On a noté parfois l'*exophthalmie* qui serait produite ou par l'infiltration du tissu cellulaire de l'orbite, ou par une hypersécrétion des tumeurs de l'œil. Le *strabisme interne*, qui est encore plus rare, pourrait être dû aux lésions de la macula. M. Lécorché a cité un cas de prolapsus de la paupière sans lésion du nerf et un cas de cataracte polaire postérieure. M. Guépin, de Nantes, a vu coïncider des ulcérations de la cornée et des inflammations de l'iris.

Symptômes subjectifs. — La congestion rétinienne s'annonce par de la céphalalgie et des troubles de la vue. La céphalalgie occupe les régions temporale et frontale, et manque rarement : elle est continue ou intermittente et présente des paroxysmes plus marqués le soir. Mais il peut arriver que le premier symptôme physiologique soit un trouble de la vision. Le malade qui, jusqu'à ce moment, n'a rien présenté d'anormal, voit sa vue diminuer peu à peu ou brusquement. Les objets lui paraissent confus, entourés comme d'un nuage, et les globes oculaires deviennent tendus et douloureux à la pression. Le plus souvent les deux yeux sont atteints simultanément, et, dans le cas contraire, la lésion ne tarde pas à devenir double.

Lorsque les taches graisseuses et les hémorrhagies rétiniennes se sont établies, le malade accuse des mouches volantes ; parfois tous les objets qu'il regarde lui semblent marqués d'un point noir à leur centre (Obs. 9). Dans une observation de Lécorché, le malade, en se regardant dans une glace, percevait toutes les parties de son visage, excepté son œil. Il peut arriver aussi que la notion des couleurs soit très-affaiblie ou même perdue. Landouzy parle d'un teinturier qui fut obligé de changer de profession, parce qu'il prenait une couleur pour une autre. D'autres fois il y a vision d'arcs colorés, diplopie, etc. Certains malades voient mieux de côté, et il s'établit un strabisme optique. Dans la rétinite en plaques, la vue est meilleure dans une demi-obscurité qui permet à la pupille de se dilater et de laisser arriver sur les parties saines une plus grande quantité de lumière. Il n'y a pas de photophobie proprement dite, quoi qu'en aient dit quelques auteurs. Si les malades fuient une lumière trop intense, c'est parce qu'ils y voient moins bien, ou parce que la lumière amène un état congestif nouveau et impressionne douloureusement la rétine.

Nous avons vu des malades qui gardaient plusieurs heures après un examen ophthalmoscopique prolongé l'impression lumineuse du réflecteur avec son trou noir central, et il ne fallait rien moins que l'espoir promis d'une guérison prochaine pour les engager à se soumettre à un nouvel examen.

A mesure que l'infiltration graisseuse fait des progrès, la vue diminue de plus en plus ; les malades ont beau recourir à des verres correcteurs, ils n'en retirent aucun bénéfice. De temps à autre surviennent des poussées congestives pendant lesquelles les fonctions de la rétine sont extrêmement affaiblies ; enfin, il arrive un moment où les malades ont peine à reconnaître les personnes qui les approchent, mais il est extrêmement rare qu'ils perdent la perception de la lumière au point de ne plus voir à se conduire. Ce fait est facile à comprendre, si l'on songe que quelques parties de la rétine échappent presque toujours à une dégénérescence complète. Pour la même raison, les phosphènes ne sont jamais tous abolis.

Lorsque la rétinite albuminurique entre en voie de régression avant que les éléments nerveux de la rétine ne soient détruits, la vue s'améliore peu à peu, mais jamais elle ne revient à son état primitif. Le malade de l'obs. 6 pouvait lire encore les gros caractères d'imprimerie, et cet état durait depuis deux ans.

Étiologie. — Comme son nom l'indique, cette maladie est essentiellement liée à l'albuminurie ; elle peut se montrer dans toutes les lésions des reins, où les vaisseaux de cet organe sont envahis par la dégénérescence graisseuse, mais ce n'est pas à dire pour cela que la rétinite doive être un symptôme constant de la néphrite albumineuse, et Landouzy en a exagéré singulièrement la fréquence.

Voici les proportions établies par les auteurs :

Landouzy. . . . . . 13 fois sur 15 alb.
Malmstein. 11 24
Lécorché. 7 17
Hamon. 7 37

Si nous recherchons maintenant à quelle époque de l'albuminurie elle peut survenir, nous voyons, en compulsant les observations, que c'est principalement à une époque éloignée du début de l'affection. Landouzy avait encore soutenu l'affirmation contraire : il est bien vrai que, n'ayant pas la ressource de l'ophthalmoscope, il mettait sur le compte de l'albuminurie tous les cas de diminution de la vue coïncidant avec cette maladie. De plus, il arrive quelquefois que l'albuminurie ne se révèle par aucun trouble extérieur et reste inconnue pendant un temps illimité. Les malades maigrissent, perdent leurs forces, puis un beau jour, ils s'aperçoivent que leur vue a sensiblement diminué. Ils viennent alors consulter le médecin, et si celui-ci peut constater sur la rétine des plaques blanches et rouges, il songe de suite à examiner l'urine et pose un diagnostic qu'il n'eût pas été possible d'établir sans l'ophthalmoscope.

Des faits de ce genre ont été cités par tous les auteurs ; nous en apportons trois nouveaux exemples (obs. 2, 4, 7). Nos malades n'avaient jamais eu d'œdème, pas même de bouffissure à la face.

Existe-t-il un rapport entre les troubles de la vue et la quantité d'albumine dans les urines ? Nous n'hésitons pas à répondre par la négative. Dans la plupart des cas, une fois qu'elle est établie, la rétinite vit de sa vie propre ; les lésions rénales semblent ne plus l'influencer. On voit parfois l'état général s'améliorer et l'albumine diminuer ou même disparaître, tandis que la rétinite marche à grands pas vers une cécité de plus en plus prononcée. D'autre part, la rétinite reste légère ou marche même vers la guérison, pendant que la maladie générale traîne à la mort l'individu qui en est atteint. Nous ne faisons exception que pour l'albuminurie puerpérale.

La rétinite se manifeste le plus souvent chez de jeunes sujets de 20 à 30 ans, par exemple, sans doute parce que la maladie de Bright est plus commune à cet âge.

Toutes les causes susceptibles de produire cette dernière maladie ont par cela même une action indirecte sur la rétinite. Nous ne mentionnerons que la *grossesse*, en raison de sa fréquence.

L'amblyopie peut se manifester pendant tout le temps de la durée de celle-ci, mais surtout pendant le travail ou après la délivrance. Elle est lente et progressive, ou bien elle éclate brusquement, et alors elle est ordinairement liée à des attaques d'éclampsie.

M. Litzman cite une femme qui, pendant neuf grossesses consécutives, eut de l'urémie et des troubles de la vue (Mackenzie).

Dans un cas analogue, Lee provoqua l'accouchement, l'albuminurie disparut et la vision se rétablit. On peut trouver des faits analogues dans Beer, Eastlake, Lawson, etc. Nous en rapportons deux exemples, tous deux suivis de guérison (obs. 3 et 10).

OBSERVATION X.

Rétinite albuminurique disséminée; rétablissement de la vision survenue dans l'état puerpéral.

Marie Robert, âgée de 22 ans, fileuse, est entrée, le 27 janvier 1862, à la salle d'accouchements de la Maternité à l'Hôtel-Dieu d'Angers. (Observation communiquée par mon excellent ami M. Delens.)

Cette fille a eu, en 1860, des accidents syphilitiques du côté de la gorge qui laissèrent une hypertrophie des amygdales qu'il fallut exciser. En dehors de cela, elle s'est toujours bien portée jusqu'au commencement de janvier. Elle était à cette époque enceinte de huit mois au plus. Elle eut alors de l'œdème des extrémités inférieures qui l'empêcha de marcher; depuis huit jours seulement, la figure est enflée; l'œdème s'est montré aux paupières et, en même temps, la vue s'est troublée : un léger brouillard lui voilait les objets.

La veille de son entrée, elle a eu une hémorrhagie et présenté les premiers symptômes du travail, bien qu'elle ne se crût pas à terme. A son arrivée à la salle d'accouchements, la face est pâle, extrêmement bouffie, le pouls imperceptible. Étourdissements, tintements d'oreille, vue très-confuse; très-grande faiblesse.

Examinée à l'ophthalmoscope dans la soirée, les membranes profondes de l'œil présentent des altérations évidentes. La teinte du fond de l'œil est plus pâle qu'à l'état normal. La papille hyperémiée présente une couleur jaune-rougeâtre qui se confond avec la teinte de la choroïde. Veines peu volumineuses; artères excessivement pâles et comme vides de sang; elles apparaissent comme de petits rubans un peu plus brillants que le fond sur lequel elles reposent, mais à peine plus colorées; il semble que l'on ne distingue que leurs parois. Du côté gauche, sur une des grosses branches veineuses (branche in-férieure), on voit, au moment où elle arrive sur la papille, une inter-ruption qui paraît constituée par un caillot.

Urines fortement albumineuses.

La vue est presque complétement abolie le lendemain 28; la ma-lade peut à peine distinguer la flamme d'une bougie.

30 janvier. Elle accouche à dix heures du matin sans convulsions, après un travail assez long.

Dès le 1ᵉʳ février, l'état de la vue s'améliore; le 3, les urines ne contiennent plus d'albumine, et l'œdème a disparu presque compléte-ment à la face et aux membres.

Le 6. La vue est encore très-affaiblie; cependant la malade entrevoit les objets et peut compter les doigts de la main qu'on lui présente.

A l'examen ophthalmoscopique, l'œil droit présente l'état suivant. La papille est d'une couleur foncée, à peu près celle de la rouille; elle tranche peu sur la couleur des parties voisines; elle est entourée d'une zone blanche irrégulière, plus prononcée en dedans et en bas. On ne peut guère distinguer de vaisseaux à sa surface; les veines assez volumineuses se terminent brusquement à son pourtour où elles sem-blent oblitérées par des caillots. Les artères sont filiformes; à une certaine distance de la papille, on voit plusieurs taches blanches, brillantes, isolées les unes des autres, nettement circonscrites et se rapprochant des vaisseaux; elles existent surtout en dedans et en haut. Pas de taches ecchymotiques.

L'œil gauche offre une hyperémie non moins forte de la papille; cependant on peut suivre presque tous les vaisseaux de la rétine à sa surface et jusqu'à leur point d'émergence; mais plusieurs paraissent vides de sang. Les deux branches supérieures de la veine s'arrêtent brusquement au pourtour de la papille où elles sont évidemment obli-térées par des caillots. On peut suivre leurs parois à la surface de la papille jusqu'au centre à peu près, mais dans cette portion sus-papil-laire elles ne renferment pas de sang et ont une certaine transparence. Les artères sont filiformes. Des taches blanches brillantes sont dissé-minées au côté interne de la papille à une petite distance; celle-ci est en outre entourée d'un cercle blanchâtre incomplet et irrégulier, plus prononcé en bas.

Absence d'hémorrhagies dans l'un et l'autre œil.

Le 11. La malade, dont la vue s'est améliorée et dont la santé est bonne, lit le n° 20 de Jæger; elle ne peut reconnaître que quelques lettres du n° 19. — Elle prend tous les jours 1 gramme d'iodure de potassium.

Le 15. A l'examen ophthalmoscopique, on trouve la papille moins hyperémiée, les taches moins nettes, et la circulation paraît se rétablir dans les veines. La malade lit le n° 17 de Jæger.

Le 26. Elle lit le n° 11. A cette date, du côté gauche, la papille n'offre plus qu'une teinte jaune plus terne qu'à l'état normal; la circulation est rétablie dans la portion sus-papillaire des veines oblitérées qui sont cependant un peu plus étroites dans cette partie de leur trajet. Les taches et la zone blanchâtre qui entourait les papilles ont presque complétement disparu. Les artères sont toujours assez petites. La teinte de la choroïde est normale. Du côté droit, même état, sauf qu'une des veines s'arrête encore au pourtour de la papille, et est à peu près invisible au-devant d'elle.

23 mars. Elle revient se faire examiner. Elle lit maintenant le n° 5 de Jæger et a pu reprendre ses travaux; elle voit cependant encore devant elle un léger brouillard. L'examen ophthalmoscopique de l'œil gauche montre que tout est à peu près revenu à l'état normal. A peine peut-on trouver quelques traces légères des taches qu'on apercevait encore à la partie interne de la papille.

Les auteurs ont cité des cas extrêmement rares d'amblyopie albuminurique sans lésion rétinienne appréciable, surtout chez les femmes enceintes. Ils invoquent, dans ces cas, l'empoisonnement du sang par l'urée ou le carbonate d'ammoniaque (urémie).

Causes prochaines. — L'amblyopie albuminurique n'appartient qu'à la seconde phase de la dégénérescence rénale. A ce moment, l'urée est en déficit dans l'urine, elle est en excès dans le sang; aussi de Graefe n'hésite pas à rattacher à ce phénomène les altérations anatomo-pathologiques de la rétine. Mais quel en est le mécanisme intime? Est-ce, comme on l'a dit, l'excès de tension déterminé dans le système aortique par l'altération du sang qui, en produisant une hypertrophie du cœur, favorise par cela même les suffusions séreuses et les apoplexies de la rétine? Cette manière de voir peut paraître rationnelle à ceux qui considèrent les taches blanches comme une conséquence des dépôts sanguins; mais alors, pourquoi ne les voit-on pas apparaître à la suite des hémorrhagies rétiniennes occasionnées par les maladies du cœur, en dehors de l'albuminurie?

Il faut bien avouer qu'il y a là quelque chose de spécial. Tous les auteurs ont noté la coexistence de la rétinite avec cette forme spéciale de la maladie de Bright, caractérisée par la dégénérescence granulo-graisseuse et athéromateuse des capillaires et des petites artères. Or, nous avons trouvé ces mêmes lésions dans nos autopsies de rétinite; il est donc clair que l'influence de l'albuminurie s'exerce de la même manière sur les capillaires de la rétine et du rein. C'est une lésion de circulation, et par suite de nutrition, et si elle attaque si profondément la rétine, on doit en chercher la cause dans l'extrême délicatesse de cette membrane.

DIAGNOSTIC.

Trois éléments principaux doivent entrer dans le diagnostic de la rétinite albuminurique : l'infiltration diffuse, les plaques graisseuses et les apoplexies. Chacun de ces éléments appartient à un grand nombre de maladies, et même, dans des cas exceptionnels, ils pourraient être tous réunis ensemble, sans pour cela appartenir à la rétinite albuminurique (Graefe). Et cependant ils présentent tous une physionomie tellement particulière, que l'apparition de l'un de ces signes seulement doit donner des soupçons, et que la réunion de deux ou trois ne permet plus le doute.

Examinons-les en particulier.

1° L'*infiltration diffuse* se rencontre dans la *rétinite syphilitique* et la *neuro-rétinite*. Dans la première, elle est plus étendue et moins uniforme; loin d'être également répartie tout autour de la papille, elle est plus accentuée le long des vaisseaux, et se prolonge dans leur direction sous forme de traînées grisâtres, voilant de temps à autre les troncs vasculaires, mais le plus souvent situées en arrière.

Dans la *neuro-rétinite*, l'infiltration est aussi très-limitée, mais elle n'est pas uniforme. La papille est saillante, parcourue de stries radiaires rouges et blanches qui lui donnent l'aspect d'une houppe fibro-vasculaire rappelant assez bien la configuration d'un œillet panaché.

2° Les *plaques graisseuses*, arrondies, disséminées en grand nombre autour de la papille et de la macula, souvent groupées en séries, développées rapidement dans les couches infiltrées de la rétine, sont l'un des signes les plus certains de la rétinite albuminurique. Elles ne se rencontrent nulle part avec cette disposition ; nous allons cependant mettre en regard les taches blanches produites par la résorption des apoplexies, et par la choroïdite exsudative et atrophique.

Les premières ne sont jamais aussi blanches, et autour de l'espace plus clair on voit des granules pigmentaires et souvent une tache d'un rouge plus foncé, dernier vestige du caillot primitif; mais jamais on n'a de plaques blanches nuancées de jaune et de bleu, et faisant saillie en avant des parties voisines.

Les plaques exsudatives ou atrophiques de la choroïde offrent des caractères tellement différents que nous ne les rappelons ici que pour mémoire. L'intégrité de la papille et des vaisseaux rétiniens dans ce dernier cas ne permettra pas la confusion. Enfin l'aspect étoilé de la macula, quand il se rencontre, est pathognomonique (Graefe). Nous y reviendrons en parlant de la *rétinite leucémique.*

La *rétinite albuminurique en plaque* ne pourrait se confondre qu'avec un staphylôme postérieur. Dans ce cas, en effet, le malade présente également un cercle ou un demi-cercle blanchâtre autour de la papille; mais on le reconnaîtra à sa blancheur resplendissante, à la présence de taches pigmentaires, soit au niveau de la plaque, soit sur ses bords, et à l'intégrité des vaisseaux rétiniens. Dans la rétinite albuminurique, on trouve des points hémorrhagiques; les vaisseaux sont altérés, diminués de nombre, souvent masqués en un point de leur parcours par le produit nouveau ; sur les bords, on trouve des taches graisseuses disséminées.

3° Les *taches hémorrhagiques* ont pour caractère spécial de n'occuper que les régions envahies également par les plaques graisseuses, c'est-à-dire le pourtour de la papille et de la macula. Elles sont petites, anguleuses ou arrondies, et ne peuvent mieux être comparées qu'aux petits dépôts que l'on trouve disséminés dans le tissu cérébral en voie de ramollissement; d'ailleurs elles sont produites, dans les deux cas, par le même phénomène essentiel : la dégénérescence des parois vasculaires.

Comme nous venons de le voir, ces trois signes, lorsqu'ils se rencontreront isolés, établiront des présomptions en faveur de l'albuminurie, et devront porter le médecin à examiner les urines et à surveiller le malade. Bientôt des plaques blanches ou rouges viendront s'ajouter à l'infiltration primitive, et alors le diagnostic sera pour ainsi dire absolu.

Dans la plupart des cas, l'amblyopie est précédée des phénomènes extérieurs propres à la maladie de Bright : œdème des extrémités, bouffissure de la face, ascite, etc. Le médecin prévenu de la possibilité d'une complication oculaire n'est pas alors exposé à se tromper. Mais souvent il n'en est pas ainsi : l'albuminurie est restée latente, et c'est à l'ophthalmoscope que revient tout l'honneur du diagnostic. Il en a été ainsi pour les observations II, IV, VII.

PRONOSTIC.

Le pronostic de la rétinite albuminurique est toujours grave.

Lorsqu'elle ne dépasse pas la première période ou période de congestion, il est permis d'espérer une guérison complète. Dès que les taches graisseuses et hémorrhagiques se sont montrées dans la rétine, le médecin doit être extrêmement réservé, car cet état annonce une altération profonde de l'organisme par la maladie générale. La rétine peut cependant, dans quelques circonstances, rétrocéder, mais il n'arrive jamais, ainsi que nous l'avons déjà dit, qu'elle recouvre son intégrité première. Tout ce qu'on doit espérer, c'est que les malades puissent lire les gros caractères et les fins avec des verres grossissants.

La *rétinite en plaques* atteste une désorganisation avancée du tissu rétinien. Le pronostic est donc plus grave encore que dans la forme précédente, au point de vue fonctionnel.

Les rétinites albuminuriques les moins graves de toutes sont celles qui se sont produites sous l'influence d'une albuminurie passagère, due elle-même à des causes accidentelles. On peut citer celles qui sont liées à la grossesse, à la scarlatine, à l'absorption des cantharides, etc. Dans ces cas, si la maladie générale rétrograde, on peut faire espérer au malade un retour complet à la santé.

M. Trapenard (*Gaz. des hôp.*, 1861) cite un cas de *cécité scarlatineuse* avec albuminurie, guérie rapidement par des dérivatifs intestinaux et des révulsifs.

Il nous reste à dire un mot de la rétinite survenant d'emblée chez des malades n'ayant jamais eu d'œdème et constituant, pour ainsi dire, le premier symptôme de l'albuminurie.

Bien qu'au début, l'affection puisse sembler relativement légère, on ne saurait trop se tenir sur ses gardes.

Mackenzie en a observé deux cas; dans les deux, la mort a été rapide à la suite d'accidents cérébraux. Le même fait s'est produit pour les deux malades (obs. 2 et 7).

Le médecin devra donc, dans ces cas, se tenir prudemment sur ses gardes.

II. — RÉTINITE SYPHILITIQUE.

De toutes les maladies générales, la syphilis est peut-être celle qui détermine dans l'organisme les désordres les plus étendus et les plus variés. Nul tissu n'y échappe; membranes tégumentaires, viscères, squellettes, séreuses, système nerveux et circulatoire, etc., sont tour à tour envahis. Aussi semblait-il naturel de voir la rétine participer à l'infection générale, et comme celle-ci se traduit partout ailleurs par des symptômes spéciaux et caractéristiques, on avait admis déjà une amaurose syphilitique avant que l'ophthalmoscope eût légitimé cette désignation. Depuis, on a décrit des *choroïdites et des rétinites* spécifiques, mais il a été impossible de découvrir dans la choroïde et la rétine des lésions ophthalmoscopiques assez constantes et assez spéciales pour remonter de là à l'affection primitive, comme on le fait tous les jours par l'inspection d'une plaque muqueuse ou d'une syphilide. Toutefois, l'examen que nous avons pu faire pendant notre internat à Lourcine et à Saint-Louis d'un grand nombre de syphilitiques qui présentaient des troubles oculaires, nous a permis d'établir de grandes probabilités. Aussi conservons-nous le mot de *rétinite syphilitique*, de même que nous admettons une *iritis syphilitique*, bien que les symptômes objectifs de cette dernière affection ne soient pas toujours pathognomoniques.

D'autres ont voulu trouver dans l'action spécifique des mercuriaux une preuve de l'infection générale s'exerçant sur la rétine, mais l'expérience a démontré que le mercure était loin d'avoir, dans ces cas, la même efficacité rapide que dans les exanthèmes. D'ailleurs cette modification est utile pour toutes les affections inflammatoires de l'œil; il devient dès lors difficile de faire la part plus particulière qu'elle exercerait dans la rétinite syphilitique.

Symptomatologie. — Le caractère principal des lésions rétiniennes c'est leur diffusion, leur absence de limites tranchées. Elles présentent deux degrés que l'on retrouve également dans d'autres rétinites, mais qui ont dans celle-ci une physionomie spéciale.

1° *Rétinite syphilique séreuse.* — La rétinite syphilitique, ainsi que le fait remarquer M. Wecker, débute par une hyperémie veineuse. La pupille devient rouge, les veines se gonflent et bientôt laissent transsuder une matière séreuse dans les couches internes de la rétine. A l'ophthalmoscope, cet œdème, se traduit par une coloration bleuâtre autour de la papille, et souvent aussi autour de la macula. On voit des traînées blanchâtres ou grisâtres partir de la papille et se diriger vers la périphérie de la rétine, en suivant les gros troncs vasculaires. Mal circonscrites, elles se terminent insensiblement en se fondant avec la coloration normale du fond de l'œil. On dirait une exagération pathologique de cet aspect miroitant que présente la rétine chez les personnes fortement pigmentées, en particulier chez les nègres. Lorsque l'exsudation est peu développée, elle demande un examen attentif et une bonne accommodation pour être perçue. J'ai vu plusieurs fois à la clinique ophthalmologique du bureau central, des personnes peu familiarisées avec l'ophthalmoscope, prendre ces traînées bleuâtres pour des reflets de lumière. Il est cependant un moyen bien simple de ne pas être induit en erreur; les reflets lumineux qui se produisent au fond de l'œil et désespèrent les commençants en leur masquant la lésion, ces reflets, dis-je, se déplacent en faisant varier l'éclairage, et se meuvent avec le réflecteur ou la lentille. Les exsudats, au contraire, sont immobiles, et se voient à la même place, avec la même forme et la même coloration, quel que soit l'éclairage.

La figure 3, de la planche I, représente une rétinite syphilitique séreuse où la transsudation n'a pas encore acquis son plus haut degré de développement. Toutes les parties centrales de la rétine sont infiltrées dans une zone qui égale deux fois en étendue le diamètre de la pupille.

Des raies blanchâtres d'assez grande largeur sont disposées le long des vaisseaux, et passent parfois en avant, de manière à les obscurcir ou même à les masquer complétement. Avec un fort grossissement on peut démêler de fines stries divergentes, et qui sont probablement occasionnées par la direction radiée des fibres nerveuses. Nulle part, il n'est possible de trouver de petites plaques opaques. En arrrière, la choroïde présente de vastes amas pigmentaires répartis d'une manière presque régulière. Si la congestion rétinienne est poussée très-loin, on peut observer, en outre, de petites hémorrhagies disséminées autour de la papille; elles sont rarement nombreuses et n'acquièrent jamais un grand volume.

Les *symptômes subjectifs* ne diffèrent guère de ceux que l'on a décrits dans la rétinite séreuse idiopathique; ils s'établissent seulement d'une manière plus lente. J'ai rencontré plusieurs malades qui avaient déjà des troubles avancés et ne s'en étaient pas aperçus. D'autres fois, au contraire, les signes fonctionnels sont très-accusés : ils consistent surtout en photopsies et en chropsies qui tourmentent beaucoup les malades. A tout moment du jour et de la nuit, ce sont des visions colorées, des éclairs, des globes lumineux, etc. Le grand jour les éblouit, et l'examen ophthalmoscopique les fatigue. La malade qui fait le sujet de l'observation 1 ne pouvait pas supporter l'éclairage plus d'une minnte.

Galezowski (Études sur la chromatoscopie rétinienne) s'appesantit sur un autre caractère, *la cécité partielle des couleurs :* ainsi dans les couleurs composées, les primitives seules sont perçues; le vert paraît jaune, etc.

Lorsque la transmission est abondante, comme dans notre dessin, la vision est presque abolie complétement. Cela tient à l'impossibilité où sont les impressions lumineuses d'arriver jusqu'à la membrane de Jacob.

La *marche* est très-lente, et si les malades ne se soumettent pas promptement à un traitement énergique, ils peuvent voir leur rétinite persister plusieurs mois. Il se fait des améliorations passagères, mais le moindre excès amène une rechute, et sous l'influence de la distension continue des veines et du ramollissement de leurs parois, il n'est pas rare d'observer de petites hémorrhagies. Mais disons cependant que, dans la plupart des cas, la résorption se fait graduellement et d'une manière complète en ne laissant aucun trouble après elle, si ce n'est une mo-

dification de l'épithélium choroïdien et une grande susceptibilité fonctionnelle de la vue.

2° La *rétinite syphilitique profonde ou interstitielle* succède
tantôt à la première forme, tantôt elle s'établit d'emblée. Elle
est beaucoup plus rare : nous n'en avons rencontré qu'un
cas ; en revanche elle est beaucoup plus grave. L'inflammation
envahit rapidement presque toutes les couches de la rétine,
aussi bien les internes que les externes, et se complique fréquemment de lésions choroïdiennes. A l'ophthalmoscope les
limites de la papille sont effacées, et c'est à peine si l'on peut en
retrouver parfois la place ; quelques traînées blanchâtres accompagnent encore les grosses veines. Tout le reste de la rétine
est noyé dans une teinte louche et opaque. Le tissu cellulaire
subit une hyperplasie active et se dessine parfois sous forme de
rayures plus claires ; les éléments nerveux subissent nécessairement une lésion plus ou moins profonde, et lorsque la membrane de Jacob est atteinte, la vue peut être profondément
altérée.

Cette rétinite a une marche encore plus lente que la précédente ; mais elle offre fréquemment des rémissions et des exacer-
bations, à la suite desquelles la vue diminue de plus en plus.
Elle rétrograde rarement et laisse toujours des traces plus ou
moins fâcheuses de son passage. Lorsqu'elle se complique de
choroïdite, les troubles sont encore plus marqués. M. Galezowski a observé dans ces cas une infiltration pigmenteuse de
la rétine (Galezowski, *Gazette des hôpitaux*, 1862). En outre,
comme la choroïde tient sous sa dépendance la nutrition du
corps vitré, il n'est pas rare d'observer, dans ces cas de rétino-
choroïdites internes, une diffluence du corps vitré avec coloration
trouble de ce milieu empêchant l'examen ophthalmoscopique.

Le *pronostic*, comme on le voit, est essentiellement différent
suivant la variété que l'on observe. La rétinite séreuse guérit
presque toujours, et souvent sans laisser de traces ; la rétinite

intertitielle laisse toujours après elle une hypertrophie du tissu conjonctif, avec atrophie plus ou moins avancée des éléments nerveux de la choroïde. Le pronostic sera toujours grave lorsque cette dernière membrane participera à l'inflammation.

Étiologie. — La rétinite syphilitique survient ordinairement de trois à six mois après le début des accidents primitifs, et les malades présentent habituellement d'autres signes de syphilis qui mettent sur la voie du diagnostic. Tantôt c'est une éruption du côté de la peau ou des muqueuses, tantôt c'est une iritis ou une choroïde qui précèdent ou accompagnent la rétinite. Les deux yeux sont toujours atteints, mais ils peuvent l'être l'un après l'autre ou simultanément. De même, il n'est pas rare de voir la maladie marcher rapidement vers la guérison d'un côté, et rester stationnaire de l'autre.

BIBLIOGRAPHIE.

Rétinite syphilitique.

Pétrequin et Deval. Traités des amauroses.
Deval. Annales d'oculistique, t. XLIV.
Galezowski.　　　Id.,　　　t. XLVIII (Gazette des hôpit., 1862).
Poland. Ophthal. hosp. Reporls, 1857-59.
Fano. De la Rétinite syphilitique (Union médic., 1861, p. 440 ; Annales d'ocul., 1861).
Liebreich. Atlas.
Hutchinson. Med. Times and Gazette, 1861, sept. et nov.
Zambaco. Des Affections nerveuses syphilitiques ; Paris, 1862.
De Graefe. Affections syphilit. des yeux (Deutsche Klinik, 1858).
Bader. Ophthal. hosp. Reports, 1858.
Nilbert Taylor. Brit. med. Journ., may 1862.
Wordworth.　　　　　Id.

OBSERVATION XI.

Rétinite syphilitique.

Victorine Petit, âgée de 23 ans, artiste à la Porte Saint-Martin, d'un tempérament lymphatique et d'une forte constitution, entre le 9 mai 1867, à l'hôpital Saint-Louis, salle Sainte-Marthe, lit n° 44.

Il y a quatre ans, cette malade entre à Lourcine pour plaques muqueuses à la vulve et à la gorge ; elle y reste sept mois et y présente un catarrhe utérin avec pelvi-péritonite. Elle prend environ 50 pilules. Sortie de l'hôpital, elle rentre six mois après pour des plaques des amygdales dans le service de M. Foucher; on lui fait des cautérisations.

Avant sa maladie, elle était hypermétrope et n'avait eu d'autre maladie d'yeux qu'une conjonctivite d'un mois de durée.

Il y a quatre mois, sa vue baisse et se trouble au bout de quelques heures de travail ; depuis un mois, elle a disparu complétement. La malade ne voit pas à lire au grand jour ; elle voit un peu mieux dans l'obscurité ou bien avec des lunettes bleues. Elle accuse des douleurs très-fortes qui empêchent le sommeil et occupent les régions sus-orbitaires et occipitales; ces douleurs sont beaucoup plus fortes la nuit.

Examen ophthalmoscopique. — Des deux côtés, mais surtout dans l'œil droit, on observe les lésions suivantes : Injection radiée de la papille ; les vaisseaux, surtout les veines, gorgés de sang, tortueux ; des exsudations considérables répandues surtout le long de ces vaisseaux ou bien des traînées blanchâtres passant au devant de quelques-uns, mais permettant encore de les voir par transparence ; le fond de l'œil est rouge et présente l'aspect fortement pigmenté des sujets à peau brune et à cheveux noirs.

20 mai. — La malade peut lire le n° 40 de Giraud-Teulon à la distance de 1 mètre sans lunettes et à celle de 1^m,50 avec le n° 60 biconvexe ; avant sa maladie elle l'aurait vu beaucoup de plus loin, dit-elle. On lui prescrit de l'iodure de potassium.

Le 30. Les exsudats ont considérablement diminué ; elle voit mieux qu'à son arrivée.

6 juin. — L'amélioration a continué ; mais la malade ayant eu quelques difficultés dans le service, demande son exeat.

Elle revient nous voir tous les jeudis pendant deux mois. Elle était figurante dans la Biche-aux-Bois, et malgré l'éclat des lumières auquel elle était assujettie tous les soirs, l'amélioration se maintint, grâce à un traitement mixte, suivi avec persévérance. Les exsudats se résorbent peu à peu, et quand la malade a cessé de venir nous voir, dans le mois de juillet, il ne restait plus qu'une teinte gris-bleuâtre autour de la papille et le long des vaisseaux rétiniens ; elle commençait à pouvoir faire quelques travaux d'aiguille.

C'est cette femme qui fait le sujet de notre dessin, planche I, fig. 3.

OBSERVATION XII.

Rétinite syphilitique.

Hortense M.., passementière, âgée de 23 ans, d'un tempérament lymphatique, entre le 22 octobre 1867, à l'hôpital Saint-Louis, salle Sainte-Marthe, lit n° 36.

D'une bonne santé dans sa jeunesse. Il y a dix-huit mois, elle contracta une vulvo-vaginite, qui dura quelques semaines et après laquelle, sans qu'on ait pu retrouver l'accident primitif, elle eut une syphilide papuleuse, puis des plaques muqueuses.

Il y a quatre mois, elle eut de nouveaux boutons sur le corps. Elle va consulter M. Nonat, qui diagnostique une syphilide ; elle suit un traitement pendant douze jours.

Depuis deux mois et demi, elle porte un onyxis syphilique de la main droite ; les ongles de l'index et du médius sont tombés en grande partie. A la suite de cet onyxis, elle entre à Lourcine dans le service de Després, et comme elle ne constatait aucune amélioration, elle vient à Saint-Louis et entre dans le service de M. Hardy, où elle ne reste que huit jours. M. Hardy lui fait prendre des pilules de Sédillot.

Dix jours après sa sortie, la malade entre dans le service de M. Cruveilhier, qui la met à l'usage du sirop de Gibert (2 cuillerées par jour). Dès le deuxième jour, gingivite. On prescrit des gargarismes au chlorate de potasse; disparition rapide de la gingivite. La malade continue à prendre son sirop et à se gargariser.

A son entrée elle avait des vomissements glaireux matin et soir et tous les soirs vers quatre ou cinq heures une fièvre considérable avec frisson et sueur ; anorexie complète. Les vomissements et la fièvre ont duré quinze jours et ont disparu sans autre traitement que le sirop de Gibert.

Examen ophthalmoscopique. Le fond de l'œil est d'un rouge intense ; il n'est possible de trouver les papilles qu'en remontant à l'origine des vaisseaux et encore n'est-il pas facile de suivre ceux-ci dans toute leur étendue. Une espèce de voile translucide semble jeté au-devant de la papille. Au centre de celle-ci, on aperçoit l'origine de deux grosses veines, qui offrent les phénomènes du pouls veineux. Les contours papillaires ne sont pas nets, ils se perdent d'une manière confuse dans la rétine. Le brouillard qui les cache est gris-bleuâtre, il s'étend assez loin vers la périphérie, où il disparaît insensiblement, excepté le long des vaisseaux qu'il accompagne sous forme d'une bande blanchâtre. Les veines sont dilatées et tortueuses, les artères sont nombreuses et ramifiées.

La malade voit à se conduire et distingue les gros objets, mais elle ne peut pas lire. Tout lui apparaît comme à travers un nuage. Elle n'a presque pas de céphalalgie.

Le traitement modifie d'une manière heureuse et rapide l'onyxis, mais est sans influence sur la rétinite, qui, après un moment d'amélioration, reste stationnaire avec des alternatives de recrudescence.

La malade sort le 15 octobre ; l'onyxis est guéri, le sommeil est bon, l'appétit est revenu, la rétinite n'est qu'améliorée, mais la malade ne souffre plus.

OBSERVATION XIII.

Rétinite syphilitique.

Joséphine Lambert, âgée de 27 ans, cuisinière, d'un tempérament lymphatique, entre le 20 septembre 1867 à l'hôpital Saint-Louis, salle Henri IV, lit n° 70.

Cette femme est atteinte d'une syphilis dont les débuts sont obscurs.

Elle est mariée depuis six ans. Il y a trois ans, son mari eut à la verge deux ulcères, puis une éruption générale. Il n'était probablement pas guéri, il y a dix-huit mois, lorsqu'elle eut l'occasion de le voir (elle en était séparée depuis plusieurs mois). Quelque temps après, elle constata des boutons sur presque tout son corps ; elle prétend n'avoir jamais eu d'écorchures à la vulve : quoi qu'il en soit, elle a toujours été malade depuis, malgré trois mois d'administration de la liqueur de Van Swieten.

Il y a dix-huit mois, elle eut une ophthalmie purulente de l'œi droit pour y avoir porté le doigt (elle avait à ce moment un peu de vaginite, d'après un médecin de Tours). Cette ophthalmie dura deux mois.

Il y a trois mois, étant à la Pitié, elle s'aperçoit que sa vue se fatigue, se trouble ; elle se plaint d'une céphalalgie intense, de vision d'étincelles, etc.

Elle quitte la Pitié et vient à Saint-Louis. La vision est un peu améliorée, mais elle a encore les sensations de pointes de feu ; elle présente de la photophobie ; elle voit des mouches, des étincelles, des anneaux colorés. Elle accuse des picotements. La céphalalgie a disparu en grande partie.

On lui donne de la pommade au calomel, des bains aromatisés et amidonnés ; on la met à l'usage du proto-iodure, 1 pilule par jour, et du sirop de fer, de l'iodure de potassium.

Examen ophthalmoscopique. La papille a perdu en haut et en bas la netteté de son contour ; elle est recouverte d'un léger nuage. On voit de petites raies blanchâtres qui suivent les vaisseaux principaux, passent parfois en avant, de manière, non à les masquer, mais à les obscurcir ; c'est surtout en haut qu'elles sont plus marquées et plus nombreuses. A la périphérie, mais toujours le long des vaisseaux, ces exsudats reparaissent par places. Les veines sont congestionnées et variqueuses en certains endroits.

A la fin de décembre, la syphilide pustulo-crustacée n'a pas encore entièrement disparu. La rétinite s'est améliorée, la papille a repris la netteté de ses contours ; les exsudats qui masquaient les vaisseaux sont en grande partie résorbés. Cependant, il reste encore une grande susceptibilité fonctionnelle, et la malade ne peut pas lire plus de dix minutes de suite sans se fatiguer.

OBSERVATION XIV.

Rétinite syphilitique.

Augustine Gonthiers, âgée de 13 ans, confectionneuse, d'un tempérament lymphatique, entre à Saint-Louis, salle Henri IV, lit n° 68.

Accidents primitifs inconnus. Il y a un an, rougeur sur tout le corps et alopécie. Un médecin lui prescrit de l'eau d'Enghien et des pilules dont elle ne connaît pas la nature. Elle eut dans les tibias des douleurs ostéocopes qui durèrent six semaines. Actuellement, elle présente une syphilide ulcéro-serpigineuse superficielle aux jambes et des croûtes dans les cheveux, etc.

Depuis cinq semaines, sa vue baisse ; elle est en proie à une céphalalgie intense, qui empêche le sommeil. Elle a de la tension des globes oculaires. Quand elle veut lire, un nuage lui cache les lettres ; la lumière lui fait mal, et dans l'obscurité, le soir, elle voit parfois des étincelles.

Examen ophthalmoscopique. Exsudats légers. Suivant les vaisseaux à partir de la papille et s'étendant de là jusqu'à l'ora serrata, les exsudats sont de couleur grisâtre ; à gauche, ils masquent les contours de la papille en haut et en bas.

Traitement mixte par le mercure et l'iodure de potassium. La céphalalgie disparaît rapidement ; l'état général s'améliore, et la vue revient par degrés à son état primitif. L'examen ophthalmoscopique, cinq simaines après le début du traitement, fait constater une résorption complète de l'exsudat. Quant à la syphilide ulcéro-serpigineuse, elle ne s'est rétrécie qu'à moitié ; la lenteur avec laquelle marche la cicatrisation fait craindre une durée encore longue.

OBSERVATION XV.

Rétinite syphilitique.

Sirvent (Louise), âgée de 22 ans, blanchisseuse, entre le 23 mai 1868 à la salle Saint-Bernard, n° 2.

Bien portante habituellement. A l'âge de 7 ans, petite vérole, dans la convalescence de laquelle elle eut une ophthalmie dont elle ne se rappelle guère la durée et l'intensité.

Au mois de novembre dernier, elle s'aperçoit qu'elle porte sur la peau par tout le corps des boutons, des rougeurs pour lesquelles elle est forcée d'entrer à Lourcine. On y diagnostique une syphilide, sans pouvoir retrouver l'accident primitif. Elle avait en même temps des pléiades ganglionnaires indolentes aux aines, au cou, à la nuque, des pustules d'impétigo dans les cheveux, une céphalée nocturne intense, et une alopécie progressive. Exostose au tibia droit : bains de sublimé, iodure de potassium, 2 cuillerées par jour. Sortie guérie.

Il y a treize jours, céphalalgie, rougeur des conjonctives.

Le lendemain. Photophobie intense, douleurs circumorbitaires. Collyre au nitrate d'argent. Iris déformé, rougeâtre sur le bord (iritis syphilitique). Brouillard au-devant des yeux. Ne peut lire que le n° 40 de Giraud-Teulon. Cercle rouge autour de la cornée.

Le 10 juin. L'*examen ophthalmoscopique* nous démontre que la papille est rouge, injectée, les veines gonflées, et une sorte de nuage répandu tout au tour de la papille dans la rétine. En somme, congestion intense et légère infiltration séreuse circumpapillaire. Onctions à la tempe avec l'onguent napolitain. Iodure de potassium à l'intérieur. Collyre à l'atropine.

Amélioration assez rapide. A la fin de juin, elle est en état de sortir ; elle voit assez pour exécuter des travaux d'aiguille.

OBSERVATION XVI.

Rétinite syphilitique.

Le nommé Durand, âgé de 56 ans, charbonnier, entre le 24 avril 1867 à l'hôpital Saint-Louis, salle Saint-Augustin, lit n° 4.

Vue antérieure excellente et à longue portée. Ce malade n'a jamais eu d'ophthalmie. Depuis trois ou quatre ans, il mettait des lunettes convexes pour lire. Il y a deux ans, il contracte la syphilis, chancre et plaques muqueuses. Depuis dix mois, sa vue s'obscurcit peu à peu, surtout de l'œil gauche.

Le malade va voir M. Cusco, qui lui fait mettre seize petits vésicatoires, un chaque jour, tout autour de l'œil; la vue ne s'améliore pas du côté gauche, elle a même baissé de plus en plus.

En sortant de Lariboisière, il y a six mois, il vient, à la clinique du Parvis consulter M. Foucher, qui lui donne des pilules de sublimé et lui fait pratiquer des frictions avec le liniment ammoniacal camphré. Amélioration momentanée, mais le malade n'ayant pas suivi régulièrement son traitement et l'ayant même bientôt suspendu, sa vue s'obscurcit davantage, il se décide alors à entrer à Saint-Louis, le 26 avril 1867.

Examen ophthalmoscopique. — Congestion générale du fond de l'œil des deux côtés; quelques plaques d'atrophie choroïdienne; macération du pigment à partir de la macula; du côté droit, léger exsudat rétinien placé en arrière des vaisseaux qui sont variqueux. Cet exsudat très-léger revêt l'apparence d'un brouillard jeté en avant de la papille et des parties voisines; il permet d'apercevoir les bords et les vaisseaux de la papille, mais sans précision, sans netteté. Il est surtout marqué du côté de la macula, où il a la forme d'un croissant.

Traitement. — 2 pilules de sublimé par jour; ventouses Heurteloup.

Le 10 mai. L'exsudat tend à disparaître, mais la choroïde est toujours fortement congestionnée.

Le 20 mai. Amélioration considérable; fond de l'œil presque normal. L'exsudat est à peu près résorbé. Le malade voit assez pour reprendre son travail. Exeat.

Le 25 novembre, il revient à l'hôpital pour un panaris. Je constate que la guérison s'est maintenue. L'exsudat a totalement disparu; le malade peut lire, écrire sans fatigue; il a repris ses travaux ordinaires.

OBSERVATION XVII.

Rétinite syphilitique.

Becker, 22 ans, fabricant de chaises, entré le 1er mai 1868, salle Saint-Christophe, n° 33, hôpital Saint-Antoine, pour une affection chirurgicale toute différente de celle qui fait le sujet de cette observation (communiquée par M. Bax, interne du service).

Il y a un an, a eu un chancre sur le prépuce, bientôt suivi d'une roséole nettement marquée ; quelques plaques muqueuses au pourtour de l'anus et sur les bourses ; ulcérations de la gorge ; chute des cheveux modérée ; quelques rares croûtes sur le cuir chevelu.

Il y a environ cinq ou six jours, il remarque un affaiblissement de la vue ; de jour en jour, cet affaiblissement fait des progrès marqués. Perception de mouches volantes, très-lumineuses, mobiles, à peu près incessantes.

État actuel. — Ce malade a encore des ulcérations sur l'amygdale droite et à la partie supérieure du pilier antérieur du voile du palais, à gauche.

Douleur modérée autour de l'orbite, des deux côtés. Rien d'apparent à l'extérieur sur le globe occulaire ; conjonctive et cornée normales ; pupille d'un diamètre moyen et parfaitement sensible à l'action de la lumière.

Rien à l'éclairage oblique.

A l'ophthalmoscope, on remarque une rougeur uniforme du fond de l'œil, rougeur plus marquée qu'à l'état normal. La papille est reconnaissable ; mais elle est comme masquée par une coloration rosée uniforme qui ne permet pas d'en distinguer les détails, ni d'en délimiter le contour d'une manière très-exacte. Quant aux vaisseaux qui partent du centre, ils ont un calibre uniforme, mais un peu supérieur à celui de l'état normal. Tout autour, la rétine présente une infiltration diffuse, un peu plus marquée le long des gros vaisseaux.

L'examen ophthalmoscopique, fait successivement des deux côtés, nous donne le même résultat pour chaque rétine.

Nous nous proposions de faire le lendemain l'examen de la vision et de la réfringence des milieux de l'œil. Mais le malade nous ayant avec instance demandé la permission de sortir quelques heures dans la journée, n'est plus rentré, et il nous a été impossible de le revoir.

OBSERVATION XVIII.

Rétinite syphilitique ; guérison.

Le nommé Mercier, âgé de 57 ans, placier voyageur, d'un tempérament sanguin et d'une bonne constitution, entre, le 6 mai 1867, à l'hôpital Saint-Louis, salle Saint-Augustin, lit n° 16.

Chancre induré il y a quinze mois, suivi de roséole et plaques muqueuses.

Bonne santé habituelle; un peu myope; sujet à de fréquentes migraines.

Il y a huit jours, une céphalalgie pariétale et sus-orbitaire, beaucoup plus violente que les autres jours, se déclare, accompagnée d'insomnie et de cauchemar. Le lendemain, la céphalalgie avait disparu, mais le malade, en descendant de la chambre, s'aperçoit qu'il voit les objets doubles; le soir, les becs de gaz lui apparaissent comme des lanternes vénitiennes; il voit les réverbères sur les toits. Tous les objets sont confus.

Il a depuis des vertiges fréquents, surtout le soir. En descendant les marches de l'escalier, il les voit doubles et fait des faux pas. Par intervalles, il voit cependant à lire, mais il ne peut pas le faire sans des lunettes fortement concaves. Il ne lit que le n° 30 de Giraud-Teulon.

Examen ophthalmoscopique. — Du côté gauche, où la vue est la moins bonne, on trouve au centre de la papille un petit cercle d'une blancheur éclatante, parsemé de quelques petits points grisâtres.

Un fort grossissement avec l'ophthalmoscope de Follin permet de voir la lame criblée dans cette partie centrale, qui n'est qu'une excavation physiologique.

Tout autour de cette tache blanche, on aperçoit une zone d'un rouge sombre allant jusqu'à la limite de la papille. De prime abord et avec des lunettes ordinaires, on la prendrait pour une hémorrhagie, mais un fort grossissement permet de constater qu'elle est formée de petits vaisseaux très-serrés. Les parties de la rétine qui avoisinent la papille sont envahies par un exsudat gris bleuâtre, qui masque en partie les vaisseaux rétiniens tortueux et dilatés, et se prolonge suivant leur direction.

Même lésion dans l'autre œil, mais congestion un peu moins vive. — Traitement antisyphilitique.

La céphalalgie s'étant montrée à plusieurs reprises le soir, à la même heure, on administre le sulfate de quinine.

Le 9. Sulfate de quinine, 1 gr. dans une potion de 120 gr., tous les jours; amélioration rapide le lendemain. L'œil gauche, qui était le plus faible, voit presque aussi bien que l'autre.

Le 15. Le mieux a continué. L'examen ophthalmoscopique a démontré une diminution manifeste de l'exsudat. Vue plus distincte, plus de diplopie.

Le 20. De mieux en mieux.

Le 25. L'exsudat a disparu presque en totalité. Le malade lit le *Moniteur du soir.* Exeat.

J'ai revu ce malade à Saint-Louis dans le courant de décembre; la guérison s'était maintenue du côté de l'œil. Mais la syphilis recommençait ses manifestations sous forme d'onyxis.

§ III. — Rétinite leucémique.

La *leucémie* peut-elle agir sur la rétine comme la syphilis et l'albuminurie et y produire des altérations spéciales? Les observations sont encore trop peu nombreuses pour que l'on puisse répondre par l'affirmation; toutefois M. Liebreich, ayant trouvé chez six leucémiques des exsudations analogues de la rétine, en a fait l'objet d'intéressantes publications (1).

Voici la description qu'il en donne :

Les veines variqueuses et flexueuses sont d'un rose pâle ; les artères ténues ont une couleur orangé clair, et les vaisseaux de la choroïde, apparents dans quelques points, sont d'un jaune tendre. Une exsudation de même couleur voile les contours de la papille et cache en quelques endroits les vaisseaux. On peut trouver aussi de petites plaques blanchâtres et arrondies disséminées vers la périphérie de la rétine, et bien différentes en cela des plaques blanches de l'albuminurie qui siégent dans le voisinage de la papille et de la macula, et ont une coloration beaucoup plus éclatante.

Liebreich, dans son atlas d'ophthalmoscopie, a figuré un cas remarquable de rétinite leucémique. La papille est pâle, la rétine voisine trouble et striée, et de petites taches irrégulières sont disséminées vers la macula et l'ora serrata. On y voit anssi quelques extravasats sanguins. Les veines choroïdiennes sont fortement remplies et jaune clair.

En somme, ce qui frappe dans cette rétinite exsudative, c'est la coloration d'un rouge jaunâtre de tout le fond de l'œil, qui dépend de la pâleur du sang leucémique.

Une seule autopsie a été faite sur l'un des malades examinés

(1) Annales d'oculist., t. XLVII, p. 119, et Deutsche klin., 1861, n° 60.

pendant la vie par Liebreich, M. Recklingshausen a trouvé une sclérose des fibres nerveuses complétement identique à celle que Müller a décrite dans la maladie de Bright.

§ IV. — RÉTINITE TUBERCULEUSE.

Dans un récent mémoire sur les *altérations de la rétine et de la choroïde dans la diathèse tuberculeuse* (1). M. Galezowski admet trois formes d'altérations : 1° des troubles nutritifs de la rétine ; 2° névrites et périnévrites; 3° choroïdites tuberculeuses.

Les premières consistent dans un engorgement des vaisseaux, et parfois de légères traînées bleuâtres qui se montrent dans leur direction.

Galezowski ajoute que les maladies du poumon lui paraissent avoir une influence manifeste sur la rétine ; c'est possible, mais pour qu'elle fût prouvée, il faudrait des faits concluants.

La deuxième espèce de troubles rétiniens sera l'objet d'un article spécial : des tubercules placés dans les méninges et à la base du cerveau peuvent produire des névrites optiques ; mais là encore nous ne voyons rien qui mérite le nom de rétinite tuberculeuse.

Les tubercules de la base agissent sur la papille par l'intermédiaire de la circulation ; or, vingt maladies diverses peuvent en faire autant.

La lésion nécessaire serait la présence de glanulations dans l'épaisseur de la rétine. Elles ont été signalées le long des vaisseaux et à la surface de la papille. Galezowski dit en avoir rencontré dans la région de la macula. Mais toutes ces recherches manquent du complément, qui peut seul les faire admettre, la nécropsie.

Ainsi donc, tout en nous gardant bien de rejeter la rétinite tuberculeuse, nous attendrons, pour lui donner un rang dans la pathologie, qu'elle ait été constatée anatomiquement. Il paraî-

(1) Archives gén. de méd., septembre1807.

trait que M. Bouchut possède sur ce sujet des pièces affirmatives ; dès lors, cette question sera bientôt jugée. La rétinite tuberculeuse, si elle existe, doit être extrêmement rare ; car, pendant tout notre internat, nous n'avons pu la constater une seule fois chez les phthisiques qui nous sont passés sous les yeux, et Dieu sait s'ils sont nombreux dans les hôpitaux de Paris !

Quant *à la choroïdite tuberculeuse*, c'est autre chose. Elle a été contatée maintes fois dans ces dernières années. Dernièrement un nouveau cas s'est présenté dans le service de M. Parrot, aux Enfants-Assistés : la rétine était *absolument intacte*.

<h3>§ V. — RÉTINITE DIABÉTIQUE OU GLYCOSURIQUE.</h3>

Comme la plupart des maladies générales, le diabète exerce fréquemment une action funeste sur l'organe de la vision. Cette action se traduit habituellement par des opacités du cristallin, mais quelquefois aussi la rétine peut devenir le siége de lésions inflammatoires.

L'amaurose glycosurique a été signalée, depuis longtemps, et malgré d'importants travaux, les auteurs sont encore loin d'être d'accord sur les symptômes ophthalmoscopiques qu'il faut lui assigner. M. Lécorché a noté dans plusieurs cas l'atrophie de la rétine ; la papille était pâle, souvent excavée, les vaisseaux petits et peu colorés. Le microscope a montré dans le tissu cellulaire interstitiel des granulations graisseuses et des corpuscules amylacés.

M. Testelin (2), dans une amblyopie glycosurique consécutive à une lésion traumatique, a trouvé la papille pâle et les vaisseaux peu volumineux ; mais nulle part on ne voyait d'ecchymoses ni d'altérations graisseuses.

Desmarres, dans la dernière édition de son *Traité des mala-*

(1) Gazette hebdomad., 1861.
(2) Annales d'oculist., t. XLIX, p. 263 ; 1863.

dies des yeux, t. III, p. 525, rapporte deux observations où les rétines ont présenté *les mêmes altérations que dans l'albuminurie*, bien que les urines ne continssent que du sucre.

D'autre part, M. Galezowski a lu au Congrès d'ophthalmologie de Paris, 1862, la relation d'un fait où les lésions étaient véritablement celles d'une rétinite. La papille était blanche et luisante, les artères amincies, et les capillaires collatéraux atrophiés. Les contours papillaires nettement accentués ne présentaient aucune trace d'infiltration séreuse. Mais plus loin, le champ de la rétine était semé de petites taches blanches et rouges, analogues à celles de l'albuminurie, mais plus petites. Le malade ne lisait que le n° 18 de Jæger, et n'avait pas la perception nette des couleurs. Les urines contenaient du sucre.

Chez quatre diabétiques atteints de troubles de la vue que nous avons eu l'occasion d'observer depuis l'année dernière, nous avons examiné le fond de l'œil avec tout le soin possible. Trois nous ont présenté des altérations à peu près identiques : atrophie choroïdienne disséminée avec répartition irrégulière du pigment et commencement d'atrophie rétinienne.

Dans la troisième au contraire, que nous donnons plus loin *in extenso*, on observait des lésions manifestement inflammatoires. La papille n'avait plus ses contours nets et précis, et était sillonnée par une foule de petits vaisseaux qui lui donnaient un aspect rouge uniforme ; tout autour existait une infiltration de matière louche assez considérable. Dans l'autre œil, il n'y avait qu'un peu d'atrophie choroïdienne. A l'autopsie, j'ai trouvé une infiltration graisseuse assez étendue et une sclérose des fibres nerveuses. On peut du reste en voir les détails plus loin.

Ces altérations sont semblables à celles qui accompagnent la maladie de Bright. Or, je dois dire que cette malade offrit à plusieurs reprises de l'albumine dans ses urines ; de sorte qu'on peut se demander si elle n'était point atteinte d'une rétinite néphrétique au premier degré. On sait que cette lésion rénale accompagne fréquemment le diabète, et dans le cours souvent fort long de cette dernière affection, l'albuminurie se montre à un moment donné pour disparaître quelque temps après; dès lors il faut prendre garde d'attribuer à la glycosurie des lésions qui en sont indépendantes. Le malade de Galezowski présentait des taches rouges et blanches disséminées ; ce sont les lésions de la rétinite albuminurique. Desmarres à la suite des deux observations précédentes, se demande judicieusement s'il n'y avait point eu une albuminurie antérieure, dont on ne trouverait plus de traces.

Voici notre observation :

OBSERVATION XIX.

Diabète ; albuminurie ; neuro-rétinite.

Lachambre (Marie), jardinière, âgée de 68 ans, entrée à l'Hôtel-Dieu le 19 janvier 1862, salle Sainte-Marie n° 3, service de M. Fauvel. Depuis dix-huit jours, soif, chaleur, langue dépouillée, sèche ; pouls fréquent ; incontinence d'urine ; trois hernies : ombilic et aux deux aines ; gros râles au sommet droit ; respiration prolongée, rien à la base ; matité en avant à droite ; soif inextinguible, boit 7 à 8 pots de tisane.

Ces phénomènes nous font penser au diabète : nous examinons l'urine avec un mélange de bismuth et de potasse ; le mélange jaunit et brunit très-vite ; réduction de la liqueur de Barreswil.

Potion avec teinture de raifort 2 grammes ; donner de la viande le plus possible.

La malade se plaignant d'avoir une vue très-faible et de souffrir dans les yeux, je l'examine à l'ophthalmoscope. OEil gauche : le nerf optique présente une altération très-marquée ; la papille n'a plus ses contours nertement accusés, elle se fond d'une manière presque insensible avec le reste de la rétine. Elle est sillonnée du centre à la périphérie par une foule de petits vaisseaux qui lui donnent un aspect rouge uniforme avec la loupe de 2 1/2 de foyer. Artères et veines congestionnées. Du côté de la tache jaune en haut, et suivant le trajet d'un des vaisseaux, on trouve une plaque d'atrophie manifeste.

De l'autre côté de la papille, on remarque une distribution inégale du pigment choroïdien. A gauche, le cristallin paraît sain. A droite, il existe un commcement d'opacité centrale, qui empêche l'examen ophthalmoscopique.

Le 8 janvier, la malade tombe dans un état de torpeur et de somnolence. Les membres inférieurs et les bras s'infiltrent; on recherche l'albumine, et pour la première fois, on en trouve une assez grande quantité. L'œdème diminue les jours suivants et disparaît.

Au commencement de février l'œdème se rencontre dans les membres inférieurs, dans les supérieurs, le ventre : quelques parties de la face se prennent aussi ; mais l'œdème est peu considérable. Les jours suivants, il augmente ou diminue d'une manière irrégulière, mort le 28 février. L'autopsie révèle des tubercules pulmonaires, le premier degré de la maladie de Bright. L'œil est mis dans le liquide de Müller.

Examen microscopique de la pièce durcie dans le liquide de Müller pendant trois mois :

Taches jaunes : cônes volumineux, globules de graisse abondants dans la couche des grains surtout, la couche intergranuleuse, et quelques-uns dans la couche des cellules nerveuses. La membrane limitante, épaissie, traversée par des fibres qui partent des cellules nerveuses et vont jusqu'à son bord. Les vaisseaux paraissent normaux. Un grand nombre des fibres amorphes, distinctes des fibres de Müller situées au milieu d'elles, se remarquent entre les grains et les cellules de la couche granuleuse. Par places, on remarque des faisceaux de fibres lamineuses qui croisent en sautoir les couches précédentes. La coupe d'un vaisseau, prise dans une portion de la tache jaune tournée du côté de la papille, montre la membrane externe déformée et granuleuse, la couche élastique normale, et la membrane adventice considérablement hypertrophiée dans les 3/4 de son pourtour. On trouve aussi quelques noyaux.

Près de la papille, fibres nerveuses sclérosées, variqueuses, offrant des renflements sur leur parcours, les unes avec un noyau, les autres sans noyau. Taches de graisse disséminées dans la couche granuleuse près des bâtonnets. Autour de la papille, la rétine présentait une certaine adhérence avec la choroïde, et j'ai trouvé au microscope du pigment infiltré dans la couche granuleuse de la rétine.

Les parties les plus équatoriales de la rétine n'ont point été épargnées: on y trouve des gouttelettes graisseuses et des corps granuleux en très-grand nombre et répandus dans toute l'épaisseur de la rétine.

Nerf optique. — Prolifération énorme de tissu conjonctif; peu de fibres nerveuses, parmi celles qui restent les unes présentent des varicosités, myéline granuleuse, d'autres sont complétement transformées ; il ne reste plus que le contour externe ; tout le reste est granuleux. Le tissu conjonctif est parsemé de gouttelettes de graisse.

L'examen histologique en vous montrant les lésions qui accompagnent la maladie de Bright est ici d'un précieux enseignement ; et suivant nous, le titre que mériterait cette observation est : *Rétinite albuminurique chez un diabétique.*

Bibliographie. — Graefe. Diabète et amblyopie (Deutsche Klinik, 1859, nº 10).
Lécorché. Amblyopie diabétique (Gazette heb., 8 nov. 1861, p. 717).
S. Lécorché. De l'Amblyopie diabétique (Ann. d'oc., t. XLVII, p. 131).
Testelin. Amaurose glucosurique consécutive à une lésion traumatique (Ann. d'ocul., t. XLIX. p. 263).
Tavignot. Amblyopie dans le diabète (Gazette des hôpit., 1853).
Desmarres. Traité des maladies des yeux.

§ VI. — DE L'OXALURIE.

L'*oxalurie* a été trouvée deux fois par Mackenzie coïncidant avec une rétinite (*The ophthalmic Review*, 1865). Dans un cas, il y avait des troubles du corps vitré, en même temps qu'une inflammation du disque optique et de la rétine voisine. L'administration de l'acide muriatique produisit une amélioration sensible. Mackenzie pense que, dans ce cas, la rétinite est due à un empoisonnement produit dans le cours de la digestion par un vice d'assimilation ; c'est ainsi que, dans l'albuminurie, l'urée va porter son influence pernicieuse sur l'appareil nerveux optique.

Quant à *l'urémie*, nous n'en parlons ici que pour mémoire : car elle produit une amblyopie qui ne s'accompagne d'aucune lésion ophthalmoscopique, s'établit subitement, et disparaît de même. Elle n'a donc aucun rapport avec la rétinite albuminurique.

§ VII. — DE L'ABUS DU TABAC.

L'*abus du tabac* serait une cause très-fréquente d'amblyopie d'après Machenzie, Sichel, Davy, Hutchinson, etc. Sichel est celui qui s'est le plus appesanti sur ce point ; pour cet auteur, la rétine serait le siége d'une congestion chronique passive persistante et opiniâtre, et. les éléments nerveux subiraient une anesthésie graduelle soit primitivement, soit consécutivement à l'hyperémie (1).

Follin (2) cite deux cas d'amblyopie congestive chez des fumeurs : le premier guérit rapidement par la suppression de la cause, l'autre persista dans sa funeste habitude, et plusieurs mois après il présentait en outre des troubles cérébraux.

Réau (thèse de Paris, 1868) a noté des congestions fréquentes. Nous ne nous étendrons pas davantage sur l'amaurose nicotianique qui est encore loin d'être prouvée, et qui, d'après ceux qui l'admettent, ne serait pas toujours le résultat d'une phlogose.

§ VIII. — DE L'ALCOOLISME.

L'*alcoolisme*, dont les ravages prennent depuis quelques années une proportion croissante, a été cité par quelques auteurs comme pouvant intéresser directement la rétine. Sichel, dans le mémoire précédemment cité (*An. d'oc.*, 1865) signale des désordres analogues à ceux produits par le tabac, c'est-à-dire une congestion chronique persistante de la rétine.

Galezowski (3) a repris dernièrement l'étude de ce sujet intéressant. Il a également noté de l'hyperémie, et parfois des suffusions séreuses. Mais un symptôme constant, suivant lui, c'est une anesthésie plus ou moins prononcée au sujet de cer-

(1) Annales d'oculist., 1865.
(2) Dictionnaire encyclopéd., art. Amaurose.
(3) Diagnostic des maladies des yeux par la chromatoscopie rétin.

Au bout de dix jours, il part pour Vincennes : la vision n'est pas encore très-nette de l'œil droit.

Cusco (thèse de Loubet 39) a trouvé, à la suite d'une diphthérite, de l'injection et de l'œdème de la papille, ainsi qu'une plaque d'atrophie choroïdienne.

Bouchut (*Diagnostic du système nerveux*) cite un cas d'exsudation papillaire à la suite d'une fièvre typhoïde. On trouverait, du reste, une foule de ces analogues disséminés dans la science.

CHAPITRE II.

RÉTINITE D'ORIGINE CÉRÉBRALE.

Les affections cérébrales réagissent de deux façons sur la papille du nerf optique : tantôt c'est un travail purement atrophique, lent et continu : les élements nerveux se résorbent peu à peu, et font place à du tissu conjonctif et à de la graisse. Les capillaires s'oblitèrent ; les vaisseaux centraux s'amincissent et la papille apparaît sous l'aspect d'un disque arrondi, à bords nettement accusés. Il n'est pas rare de la voir subir alors une espèce de retrait, elle se creuse, et les vaisseaux centraux se soudent en pénétrant dans la rétine. La coloration générale est d'un blanc crayeux uniforme ; parfois cependant, surtout lorsqu'il y a excavation , la papille est semée de petits points gris ou bleuâtres : ces sont les mailles de la lamina cribrosa rendues apparentes par l'atrophie nerveuse.

Dans cette forme, la vue s'éteint graduellement sans douleur, et le malade arrive à la cécité complète : c'est la *goutte sereine* des anciens, *Schwaze staar* des Allemands.

Mais les phénomènes ne se passent pas toujours ainsi ; le plus souvent l'amaurose cérébrale s'accompagne de douleurs plus ou moins fortes, et l'ophthalmoscope révèle des troubles inflammatoires évidents : ces lésions rentrent pleinement dans notre sujet, et en raison de leur grande valeur séméiotique et pronostique, nous leur donnerons tout le développement qu'elles comportent.

Peu de sujets en ophthalmoscopie ont été l'objet de travaux aussi nombreux et aussi remarquables. Tous les cliniciens qui se sont occupés des maladies de l'encéphale, ont noté la fréquente coïncidence de l'amaurose; mais ce n'est que depuis peu que l'ophthalmoscope est venu démontrer la nature des lésions oculaires, et cette découverte nous la devons en grande partie à M. de Graefe. Depuis, les travaux de Bouchut, de Charcot et Vulpian, Meunier, Koster, Liebreich, Galezowski, etc. etc., ont apporté de nouveaux matériaux importants.

BIBLIOGRAPHIE. — Bérard. Tubercules des lobes antérieurs du cerveau (Thèse, 1825).

Lallemand. Tome I.

Mutin. Paralysie agitante, cécité (Bulletin de la Société anat., 1827).

Lee. On diseases of women; London, 1832.

Godin. Hypertrophie de la tige pituitaire; hydrocephalie, atrophie des nerfs optiques (Bulletin de la Société anat., 1835).

Parise. Ramollissem. chronique, atrophie des nerfs. opt. (ibid., 1837).

Longet. Annales d'oculist., t. III (plusieurs observations).

Cruveilhier. Cancer de la dure-mère (Anat. pathol., t. II).

Louis Türck. Altérations anat. de l'amaurose; Vienne, 1848 (Ann. d'oc., 1851).

Sichel. Iconographie opthalmoscopique.

Ch. Deval. Traité de l'amaurose ou goutte sereine; Paris, 1851.

Bastien. Atrophie des nerfs optiques (Archiv ophthal., t. VI; 1855).

Fœrster. Bemerkungen über Excavationen der Papilla optica (Archiv für Aug., 1857).

Hérod. Tumeur cérébelleuse, œdème de la rétine (Gaz. des hôp., 1861).

Julia. Kyste cérébral (id., 1863).

Buniselli. Neuro-rétinite (Giornale d'oftal., 1860).

Antonio Juaglino. Giornale d'oftal. italiano, 1862 (Ann. d'oc., 1863).

De Graefe. Ueber complication von Schnerventzündung (Archiv für Aug., III, 1860, et Gazette hebdom., 1860, p. 707; Klinische monatsb., 1865).

Stellwag. Archiv für Aug., III, p. 70; 1860.

Hershelc. Compte-rendu du congrès ophthal. de Paris, 1862.

Wilks. Méd. Times and Gazette, 1862, sept. 13.

Shann et Tuke. Id., 1862, aug. 30.

Van Lair. Archives de méd. belge, sept. 1864.

Jackson. Med. Times and Gazette, 1864.

Tackson. Altérations de la vue dans les affect. cérébrales (Ophthalmic hospital Reports, t. IV; 1864).

Derby. Boston med. and surg. Journ., vol. LXXII, p. 21.

Lancereaux. Archives gén. de méd.. vol. I, p. 48-68 ; 1864.

Meunier. Atrophie des nerfs et papilles optiques, 1865 (Thèse).

Galezowski. Académie des sciences, 11 déc. 1865. — Recherches snr les maladies de la rétine et du nerf optique (Ann. d'oculist., 1863). — Altérations du nerf optique et maladies cérébrales dont elles dépendent (Thèse, 1866).

Koster. Nederlandsche Archief voor Natuurkunde, t. I, p. 429-451, 1865, et Ann. d'oculist., 1866, p. 31.

Bouchut. Cazette des hôpit., 1862; Gazette méd., 1865. — Diagnostic des maladies du système nerveux à l'aide de l'ophthalmoscope, 1865.

Gayet. Union médicale, 27 juin 1865.

Jacobi. Archiv für Ophthalm., XI, 3.

Aulke. On the anatomy of the retina of the porpoise 7, the Journ. of anat. and physiol. ; London, 1867, n° 1,

Cependant en lisant attentivement les descriptions que donnent des altérations papillaires les auteurs les plus recommandables, on ne peut manquer d'être frappé d'une divergence assez grande.

Wecker décrit une *neuro-rétinite* ; Galezowski, dans son excellente thèse, Testelin et Warlemont dans leur édition de Mackenzie, décrivent séparément une *névro-rétinite*, et une *névrite optique* qui seraient occasionnées par les mêmes causes et auraient la même terminaison. Dans ce cas, pourquoi ne pas en faire, comme Wecker, une seule maladie? Evidemment, il y a là un point obscur : si les affections cérébrales donnent lieu à des lésions ophthalmoscopiques différentes, on doit en trouver une raison anatomique.

Partant de ce principe, nous avons entrepris des recherches nombreuses, et nous nous croyons en mesure de pouvoir aujourd'hui donner à la question une solution satisfaisante.

Et d'abord, hâtons-nous de le dire, la distinction admise par

Galezowski, Testelin et Warlomont, est parfaitement fondée ; nous avons été maintes fois à même de la vérifier dans les hôpitaux des *Incurables*, des *Petits-Ménages*, et de la *Salpêtrière* où nos excellents collègues se sont fait un plaisir de nous montrer les malades atteints d'affections cérébrales et de troubles oculaires. Nous admettons donc une *neuro-rétinique* et une *névrite optique* caractérisées par des signes ophthalmoscopiques différents, et nous les croyons de plus séparées par leur étiologie et par leurs terminaisons.

Névrite optique ou œdème de la papille.

Des recherches anatomiques entreprises sur la circulation du nerf optique par Galezowski et consignées dans sa thèse, l'ont amené à conclure que la papille reçoit des vaisseaux propres émanant des enveloppes du nerf, et placés sous la dépendance des vaisseaux méningés : l'artère centrale serait exclusivement destinée à la rétine. Nous admettons pleinement cette manière de voir qui se prête bien à l'explication des faits ; elle reçoit du reste sa confirmation de cette remarque que nous avons faite : sur de nombreuses coupes du nerf optique et de la papille, nous avons suivi l'artère centrale, et ne l'avons vue émettre de divisions qu'à la sortie du canal que lui fournit le nerf optique : aucun ramuscule ne s'arrête à la papille.

Dès lors, si la circulation et la nutrition de la papille dépendent d'une cause autre que celle de la rétine, on conçoit parfaitement qu'une lésion puisse rester limitée à la papille, à condition que ce soit une lésion de circulation. — Supposez que le cours du sang soit gêné dans les méninges par des produits de nature inflammatoire ou autres, le contre-coup s'en fait sentir jusqu'à l'entrée du nerf optique, et de la stagnation du sang résultent tous les symptômes que nous allons décrire.

Symptômes. C'est en effet par une hyperémie que commence la névrite optique. Les capillaires qui à l'état normal sont développés et communiquent seulement à la papille une teinte rosée augmentent considérablement de volume et s'étendent jusqu'à la limite nerveuse. Avec une lentille de 2 pouces, la coloration apparaît d'un rouge intense, presque uniforme, tellement qu'au premier abord on pourrait croire à un apoplexie. Mais avec un plus fort grossissement il est facile de reconnaître un lacis de fins capillaires. Du reste, les apoplexies ne sont pas impossibles; on en trouve plusieurs exemples dans les observations des auteurs.

Un second symptôme, l'*œdème*, ne tarde pas à s'ajouter au premier, et souvent même, dans les cas où la circulation veineuse est particulièrement gênée, c'est l'œdème qui commence. La pupille devient alors trouble, opaque, d'un gris rougeâtre ou bleuâtre ; elle semble plus large, plus saillante ; ses contours sont moins nets, ou même complétement effacés. Parfois tout le centre reste rouge, et l'œdème se faisant seulement au pourtour, celui-ci est vu comme à travers un voile grisâtre semi-transparent. Au bout d'un certain temps, il n'est pas rare de voir une légère infiltration séreuse accompagner les gros vaisseaux centraux et les suivre à quelque distance hors de la papille, sous forme d'une petite raie blanchâtre. Bien qu'en effet la lésion ait pour siége essentiel la papille, il est bien rare que la sérosité ne fuse pas un peu plus loin, mais toujours d'une manière trèslimitée et fort différente en cela de la *neuro-rétinite*. Nous avons figuré une névrite optique de ce genre (planche III, fig. 6). Les vaisseaux centraux, visibles à leur point d'émergence, disparaissent souvent sous l'exsudation pour se montrer plus loin avec leurs caractères et leurs directions habituels. Les artères n'ont rien d'anormal, les veines au contraire sont gorgées de sang et tortueuses. Le reste de la rétine, la choroïde et le corps vitré ne subissent aucune altération. La présence de ce lacis artériel et veineux, l'exsudation, l'imbibition et le gonflement du tissu cellulaire communiquent à la papille une épaisseur plus grande qu'à l'état normal, et la font en quelque sorte saillir en avant vers le corps vitré. Par suite, l'examen à l'image droite devient très-facile et donne d'excellents résultats.

Les deux yeux sont toujours atteints, simultanément ou l'un après l'autre.

En général, la lésion acquiert en peu de temps, quelquefois en vingt-quatre heures, son maximum d'intensité.

Les malades accusent des visions irisées, des traits de feu, des étincelles ; la lumière les éblouit, ils cherchent l'ombre ; *leur pupille se dilate ;* ils sont en proie à de violents maux de tête, et présentent en plus les signes spéciaux des affections cérébrales, dont la névrite n'est qu'une dépendance. La vue baisse au point que les malades ne voient presque plus à se conduire. Mais souvent cette diminution de la vue n'est pas uniforme, et n'affecte que la moitié du champ visuel. C'est ainsi que l'on a des *hémiopies homonymes, ou croisées,* lorsque la perte de la vue existe dans les deux moitiés correspondantes, ou bien l'une à droite, l'autre à gauche. La plupart du temps l'hémiopie n'est qu'un phénomène passager.

La névrite peut ainsi rester stationnaire pendant des semaines et des mois avec des alternatives d'amélioration, mais si la cause persiste, il se fait des oblitérations vasculaires ; la coloration rouge de la papille diminue peu à peu, les capillaires finissent par disparaître, l'œdème même se résorbe presque complétement au bout d'un temps qui est toujours fort long, et la papille se montre alors sous l'aspect d'un disque blanc, parcouru par quelques rayures divergentes ; ses bords sont déchiquetés et irréguliers, et la surface fait toujours une légère saillie en avant. Les éléments nerveux, soumis à l'influence d'un état morbide aussi intense et d'aussi longue durée, subissent une atrophie progressive, et par contre le tissu cellulaire s'hypertrophie. On trouve au microscope les tubes nerveux infiltrés par places de gouttelettes de graisse ; d'autres, au contraire, sont sclérosés et augmentés de volume : de nombreux corps granuleux s'observent dans l'intervalle.

La terminaison habituelle de la névrite optique est donc
l'*atrophie papillaire*, mais celle-ci diffère essentiellement de
l'atrophie simple non inflammatoire, qui présente un aspect
crayeux uniforme, ou semé de petits points grisâtres isolés, *sans*
rayures, dont les bords sont nettement accentués et le fond souvent déprimé en cupule.

Telle n'est pas cependant la terminaison fatale de la névrite.
Elle peut s'arrêter en chemin et permettre encore un degré
convenable de vision, lorsque la cause qui l'a fait naître cesse
d'exercer son influence. On a particulièrement observé la guérison à la suite des méningites et des grandes pyrexies : fièvre
typhoïde, variole, etc.

<h2 style="text-align:center">II. — NÉVRO-RÉTINITE.</h2>

La *névro-rétinite* ou *périnévrite*, *névrite péripapillaire* ne
débute point comme la précédente par des troubles circulatoires. C'est une inflammation interstitielle de l'extrémité terminale du nerf optique, caractérisée anatomiquement par
l'hyperplasie du tissu cellulaire qui entoure les fibres nerveuses
au moment où elles sortent de la lame criblée et s'épanouissent
dans la rétine. La lésion, par conséquent, n'est pas limitée à la
papille, elle s'étend plus ou moins loin de sa circonférence. En
outre, l'hyperplasie conjonctive est ici primitive : c'est le phénomène initial qui domine tous les autres, et qui tient spécialement sous sa dépendance les troubles circulatoires. Par son
énorme développement, en effet, elle comprime les tubes nerveux et les vaisseaux, au niveau de la lame criblée et de l'épanouissement du nerf optique; et de cet étranglement résultent
l'hyperémie, puis l'atrophie des vaisseaux et des tubes nerveux.

Les signes ophthalmoscopiques se déduisent facilement de
ces lésions. Au début, les vaisseaux cérébraux de la papille
n'étant pas atteints, celle-ci conserve à sa partie médiane sa
coloration rosée habituelle, tandis que la compression de l'artère
et des veines centrales produit une stase sanguine et occasionne

une exsudation sur les bords de la papille et dans la rétine avoisinante. Il est bon de faire l'examen à l'image droite et à l'image renversée ; le premier procédé permet de mieux apprécier les détails ; le second, au contraire, donne une vue d'ensemble plus nette.

L'affection étant bien constituée, voici ce qu'on observe : le centre de la papille n'est pas ordinairement très-rouge ; à peine présente-t-il une toute petite dépression pour l'entrée des vaisseaux ; quelquefois même il est uniformément saillant. Puis de tous côtés on observe de fines rayures bleuâtres ou gris-jaunâtres, produites par le tissu conjonctif, et les fibres nerveuses scléosées. Dans leur intervalle apparaissent, sous forme de stries ou de points rouges, les capillaires cérébraux qui s'atrophient, et quelques autres de formation nouvelle. Les divisions de l'artère centrale sont minces, filiformes ; les veines sont au contraire énormément distendues, variqueuses ; à leur point d'immergence il se fait souvent des oblitérations par un caillot. A mesure qu'on se rapproche de la périphérie de la papille, tous ces objets, rayures fibreuses, capillaires, troncs artériels et veineux, perdent leur netteté et semblent noyés dans la transsudation séreuse, qui commence dans ce point et atteint son maximum sur le pourtour de la papille. Ici l'image ophthalmoscopique est trouble, mal définie ; les vaisseaux n'apparaissent plus que comme des lignes sombres, encore faut-il de l'attention pour les voir. Plus loin, dans le champ de la rétine, ils sont accompagnés jusqu'à une certaine distance par l'exsudation, et quelquefois même, on voit sur leur trajet de légères ecchymoses.

Tout le reste du fond de l'œil est d'un rouge sombre.

Ces symptômes persistent plus ou moins longtemps, puis le stade atrophique commence. Les artères, comprimées de plus en plus, s'amincissent et disparaissent ; quelques veines seules persistent, elles sont tortueuses et dilatées. L'œdème se résorbe graduellement, et alors la papille apparaît comme une surface saillante, offrant de fines rayures colorées qui se perdent dans la rétine ambiante d'une manière irrégulière. Comme la maladie a été de longue durée et s'est fait sentir sur des portions assez considérables de la rétine, il est rare que la choroïde n'ait pas subi le contre-coup de l'inflammation. Le pigment de la couche épithéliale s'est résorbé par places et s'est accumulé dans d'autres, le long des vaisseaux choroïdiens ; ceux-ci sont plus apparents qu'à l'état normal, il est facile de distinguer les vortices en se rapprochant de l'ora serrata. La fig. 7 de la planche III rend parfaitement cette disposition.

Les *signes fonctionnels* sont les mêmes que ceux de la névrite ; ils sont en général plus lents à s'établir, mais ils persistent plus longtemps et sont plus intenses, particulièrement la céphalalgie et les visions colorées. La cécité presque absolue est la terminaison ordinaire de cette funeste maladie.

DIAGNOSTIC.

La neuro-rétinite d'origine cérébrale présente des symptômes tellement caractéristiques qu'il est difficile de s'y méprendre. Les seules maladies de la rétine qui présentent avec elle une légère analogie sont : les rétinites *albuminurique* et *syphilitique* dans lesquelles la papille et la rétine sont également prises.

La rétinite albuminurique survient chez des sujets affaiblis, pâles, œdématiés, dont les urines sont albumineuses ; la névrorétinite s'accompagne au contraire des signes d'affections cérébrales : céphalalgie, vomissements, constipation, troubles de l'intelligence, de la sensibilité et du mouvement, etc., absence d'albumine dans l'urine.

Les signes ophthalmoscopiques ne sont pas moins différents ; dans la première, la papille n'est jamais tellement prise que ses contours ne soient encore reconnaissables, à moins que l'on n'ait affaire à une rétinite *en plaques*, et alors la coloration blanche éclatante la ferait aisément distinguer. Les hémorrhagies sont plus nombreuses et sont accompagées de taches blanches disséminées ou réunies, caractéristiques.

La rétinite syphilitique est précédée de signes d'infection générale : chancre dur, accidents constitutionnels, souvent iritis. Elle se caractérise à l'ophthalmoscope par une suffusion grisâtre qui part de la papille pour s'étendre assez loin dans la rétine ; la papille n'est que faiblement hyperémiée. Dans la neuro-rétinite, les contours de la papille sont effacés, et l'œdème reste localisé à la rétine avoisinante. La marche et la terminaison ne se ressemblent en aucune manière. Dans la première, il y a de grandes variations dans la fonction visuelle ; finalement la papille reprend ses contours nets et précis, et la vue revient assez bonne. Dans la seconde, la marche est progressive et fatale vers une cécité presque complète.

3°. Il nous reste à différencier la *névrite optique* de la *neuro-rétinite* : c'est nn point plus délicat, car si l'on prend ces deux maladies au moment de leur complet développement, elles se ressemblent tellement, qu'il est facile de comprendre la confusion qui en a été faite. Cependant, en analysant minutieusement les symptômes, nous espérons établir un diagnostic précis.

Névrite optique.	*Neuro-rétinite.*
1° L'affection est plus spéciale-ment limitée à la papille, depuis le centre jusqu'à la périphérie.	1° Elle atteint les parties périphériques de la papille et la rétine voisine.
2° Elle commence par des troubles circulatoires : dilatation des capillaires cérébraux de la papille, qui offrent à un faible grossissement l'aspect d'un disque rouge strié.	2° La papille conserve à son centre sa coloration presque normale ; les capillaires cérébraux s'atrophient, et les vaisseaux centraux se dilatent.
3° Œdème limité à la papille, s'étendant rarement le long des gros vaisseaux rétiniens.	3° La suffusion séreuse recouvre les bords de la papille et la rétine ambiante.
4° A la période atrophique, papille d'un blanc mat presque uniforme, bords assez bien limités, mais irréguliers, déchiquetés. Les vaisseaux centraux émanés de l'ophthalmique conservent en général laur calibre. Saillie peu marquée ou nulle.	4° La papille offre des rayures colorées qui vont se perdre insensiblement dans la rétine ; les bords en sont complétement effacés. Les vaisseaux centraux s'atrophient ; quelques veines persistent seules. Saillie très-prononée de la papille.
5° La choroïde ne subit presque jamais de modifications.	5° La choroïde subit presque constamment des modifications, principalement du côté de ses vaisseaux et de sa couche épithéliale.

ANATOMIE PATHOLOGIQUE.

Sur une coupe antéro-postérieure du globe oculaire passant par le milieu du nerf optique (obs. 21, planche IV, fig. 10), on observe une tuméfaction énorme de la papille. Les fibres transversales de la lame criblée sont très-accentuées, ainsi que les fibres longitudinales du nerf optique. Celles-ci sont parfaitement visibles sur la papille avec une simple loupe de Brücke; elles se continuent dans la rétine qui est hypertrophiée elle-même assez loin de la papille. L'artère centrale dilatée au-dessous de la lame criblée est très-amincie au-dessus. Le nerf optique, depuis le globe de l'œil jusqu'à ses origines cérébrales est mou, diffluent, gélatineux en certains endroits; je n'ai pu en conserver qu'une faible partie dans le liquide de Müller. Il semble au contraire que sa gaîne orbitaire soit épaissie. Cet état est évidemment inflammatoire; il avait déjà été sigalé par Virchow et Graefe. Stelwag-von-Carion a même trouvé dans l'épaisseur du nerf un ramollissement tellement prononcé qu'un filèt d'eau y creusait une espèce de canal. On a dit que cette lésion pouvait ne pas franchir le chiasma; cela viendrait à l'appui des inflammations ascendantes du nerf optique. Mais, le plus souvent, elle s'observe jusqu'à ses origines encéphaliques où elle a pris ordinairement naissance. Il en était ainsi dans les observations.

Le microscope démontre d'une manière générale, aussi bien dans le nerf optique que dans la papille, une prolifération énorme du tissu conjonctif : noyaux embryoplastiques, corps fusiformes, fibres complètes. Les éléments nerveux sont en partie détruits, en partie sclérosés. On trouve de nombreuses gouttes de myélite, des granulations brillantes, des corps granuleux isolés ou réunis en groupes. Quelques fibres nerveuses sont renflées, variqueuses, opalescentes ou pleines de granulations.

ÉTIOLOGIE.

Nous retrouvons au point de vue des causes notre division aussi accentuée qu'au point de vue des symptômes. L'examen approfondi que nous avons fait des principales observations publiées sur ce point, et dans lesquelles on avait noté l'état du nerf optique, nous a laissé de plus en plus convaincu.

La névrite optique étant une lésion de circulation se produira toutes les fois que les vaisseaux des méninges de la base seront l'objet d'une irritation et d'une compression. Par conséquent les tumeurs, et les maladies aiguës ou chroniques des méninges et du cerveau seront ses causes les plus habituelles. La méningite granuleuse, sur laquelle a tant insisté M. Bouchut, donne lieu le plus souvent à une simple congestion. Mais, lorsqu'il existe des exsudations épaisses au voisinage des nerfs optiques, une véritable névrite peut avoir lieu, et déterminer par suite uue atrophie papillaire.

On a observé quelques cas de *névrite unilatérale;* c'est qu'alors un seul nerf optique est atteint par une tumeur siégeant en avant du chiasma ou dans l'orbite. On a vu des caucers, des kystes, des anévrysmes, des abcès, des polypes être suivis d'amaurose et d'exophthalmie.

La *névro-rétinite* que nous avons vue caractérisée par une inflammation interstitielle du nerf optique et de son épanouissement rétinien, est produite le plus souvent par une tumeur du cerveau ou du cervelet intéressant les origines du nerf optique. Sous l'influence de cette irritation permanente et progressive, les nerfs sont le siége d'un processus inflammatoire subaigu qui se propage lentement jusqu'à la papille. Ce qui le prouve, c'est que, dans ces cas, on trouve constamment des altérations microscopiques et souvent macroscopiques des nerfs optiques. Donc tout produit morbide situé spécialement dans les tubercules quadrijumeaux, et les corps genouillés, et dans les parties de l'encéphale qui sont en connexion avec ces organes : cervelet, protubérance, quatrième et cinquième ventricules, peut donner lieu à une neuro-rétinite. On l'a observée aussi quelquefois, mais rarement, dans les lésions des hémisphères. Ce fait viendrait à l'appui de l'opinion de Lancereaux qui admet que les éléments des nerfs optiques ne viennent pas en totalité des tubercules quadrijumeaux et des corps genouillés, mais qu'un certain nombre émanent des circonvolutions cérébrales. Quant au fait de la duplicité de l'amaurose par lésion d'un seul hémisphère, on l'expliquerait par la communication établie au niveau des tubercules quadrijumeaux entre les bandelettes optiques. Quoi qu'il en soit, la neuro-rétinite est extrèmement rare dans les lésions des hémisphères seuls ; ce qu'on observe plutôt, c'est une atrophie simple de la papille.

Les tumeurs les plus fréquentes sont les cancéreuses, les tuberculeuses syphilitiques, kystiques, etc. (obs. XXII), ou bien c'est un ramollissement cérébral, une encéphalite, une hémorrhagie, etc.

Les lésions du cervelet déterminent souvent des neuro-rétinites. Leven et Ollivier en ont réuni un grand nombre de cas.

Nous donnons une observation remarquable. Deux kystes séreux existaient dans le cervelet, l'un à la partie postérieure de l'hémisphère cérébelleux droit ; l'autre, situé dans le quatrième ventricule, écartait l'un de l'autre les pédoncules cérébelleux supérieurs, et repoussait en avant les pédoncules quadrijumeaux.

Comme on vient de le voir, deux causes analogues dans leur nature, mais différentes par leur siége, occasionnent tantôt une névrite, tantôt une neuro-rétinite. Mais nous dirons, pour rester dans le vrai, qu'il n'est pas toujours facile d'isoler ces deux affections ; une tumeur ou une méningite de la base peuvent en même temps porter atteinte aux capillaires nourriciers de la papille, et produire une inflammation du nerf optique. On voit alors la névrite être suivie rapidement d'une prolifération conjonctivale s'étendant aux parties voisines de la rétine. Le pronostic devient alors extrèmement grave.

La pathogénie des amauroses cérébrales a été l'objet d'un grand nombre de discussions, et il s'en faut que les auteurs l'aient résolue dans notre sens. Pour Graefe et Bouchut, la neuro-rétinite est le résultat d'une compression exercée par le produit morbide sur les sinus caverneux, ou même d'une véritable phlébite. La circulation gênée dans le tronc principal se ralentit par suite dans les affluents, les veines de la rétine se gorgent de sang ; les plus fins capillaires deviennent des artérioles ou des veinules ; puis, enfin, il se fait une transsudation séreuse. Nous avons admis cette manière de voir pour la névrite optique, mais comment expliquer avec elle les phénomènes si manifestement iuflammatoires de la neuro-rétinite ? Graefe, lui-même, est tellement frappé de eette insuffisance, qu'il cherche une autre explication dans l'extravasation du sang et l'irritation des fibres optiques produite par leur étranglement au niveau de l'anneau scléral qui résiste à l'imbibition et à la dilatation. Il n'échappera à personne combien cette hypothèse est satisfaisante pour expliquer les désordres si étendus qu'on observe parfois dans les nerfs optiques, tant dans l'orbite, que pendant leur trajet intra-crânien.

Pour nous, nous admettous une inflammation interstitielle se propageant des origines à la terminaison des nerfs optiques, et produite par l'irritation permanente d'une lésion cérébrale de longue durée.

OBSERVATION XXI.

Kyste du cervelet ; neuro-rétinite.

Madame Badurreau (Aurélie), 31 ans, blanchisseuse, entre le 6 juillet à la salle Sainte-Marthe, n° 41.

Cette femme avait toujours joui d'une bonne santé, lorsqu'il y a vingt-deux mois, elle est prise, sans cause appréciable, des vomissements incoercibles qui se répètent jusqu'à 15 et 20 fois par jour. L'estomac ne pouvait tolérer le moindre aliment. Elle accusait en même temps une constipation légère, mais ne présentait ni céphalalgie ni vertiges.

L'un des médecins de la Pitié, consulté par elle, crut à une gastralgie, et lui administra tous les médicaments possibles jusqu'à des douches froides quotidiennes au creux épigastrique, sans obtenir le moindre résultat.

Dix mois après le début des accidents, la malade s'aperçut d'une faiblesse marquée dans le côté gauche; la marche était pénible, et le bras gauche ne pouvait soulever les mêmes fardeaux que d'habitude. Deux ou trois mois plus tard, à la faiblesse du côté gauche se joignirent des vertiges qui l'obligeaient à s'appuyer le long d'un meuble pour ne pas tomber. Peu intenses, et passagers au début, ces vertiges se répétèrent, et dans les derniers temps elle perdait connaissance. Tout d'un coup, et sans qu'aucun symptôme l'avertît, un voile s'étendait sur elle, elle tombait à terre inerte, sans convulsions et ne recouvrait l'usage des sens qu'un quart d'heure, une demi-heure, *une heure même* après le début. Cette attaque était suivie d'une torpeur générale avec tendance invincible au sommeil.

Les vertiges ne tardèrent pas à être suivis de tintements dans l'o reille gauche, avec paresse de l'ouïe.

Ces symptômes ont continué pendant plusieurs mois avec des intermittences : puis, le côté droit est devenu faible comme le gauche. Il n'y a jamais eu de paralysie proprement dite ; mais la malade ne peut tenir longtemps un objet dans sa main sans le laisser tomber; elle marche avec peine, traîne la jambe et chancelle comme si elle était ivre.

Il y a trois mois seulement, surviennent des douleurs dans les régions frontale et temporale; puis la vue diminue dans l'œil gauche, et la pupille se dilate; un mois après le droit se prend également. L'oreille droite est à son tour le siége de bourdonnements; il semble à la malade entendre des sons discordants, et le mugissement du vent dans les arbres. La céphalalgie qui occupe le milieu du front est parfois atroce, empêche tout sommeil, lui fait même, bien qu'elle soit courageuse, jeter les hauts cris.

L'iodure de potassium qu'elle prend depuis longtemps, les injection hypodermiques répétées de chlorhydrate de morphine ne peuvent la soulager. La douleur devenant plus marquée, tous les soirs de quatre à cinq heures, j'eus l'idée de lui administrer de sulfate de quinine : un gramme dans une portion de 125 grammes. Les effets furent merveilleux et enlevèrent presque instantanément la douleur. Cette amélioration, malheureusement, ne dura qu'une dizaine de jours; le 18 septembre la céphalalgie revint plus intense, le 20, des accidents épileptiformes se déclarèrent ; la malade tomba dans le coma et mourut dans la nuit.

Un mois avant sa mort, j'ai examiné avec tout le soin possible les papilles optiques, l'ophthalmoscope m'a révélé les lésions suivantes: à travers la pupille habituellement dilatée, les papilles [optiques offrent un aspect pâle, avec des stries radiaires plus colorées qui partent du centre en divergeant et s'accentuent davantage sur les bords. Le contour de la papille, au lieu d'être nettement accusé, comme à l'état normal est, au contraire, effacé et se fond avec le reste de la rétine sans transition bien tranchée. Deux ou trois troncs veineux seulement apparaissent en haut et en bas : tortueux et dilatés, ils s'amincissent à mesure qu'ils entrent dans la zone papillaire, au centre de laquelle ils se terminent en pointe. On les voit s'enfoncer dans le tissu conjonctif qui remplace les fibres nerveuses, et semble faire saillie en avant. Les artères paraissent avoir complétement disparu.

La choroïde est également modifiée : la couche épithéliale interne a disparu, et les vortices sont très-marqués à la périphérie ; de même le pigment du stroma est inégalement réparti; accumulé dans certains endroits, il a presque entièrement disparu dans d'autres, où une teinte beaucoup plus claire annonce une atrophie plus marquée de la choroïde.

En présence d'une telle série de phénomènes : vomissements, constipation, faiblesse plus marquée du côté gauche envahissant ensuite le côté droit, demi-surdité, perte absolue de la vue, dilatations de la pupille, vertiges avec perte de connaissance, conservation de l'intelligence dans l'intervalle, on conclut à une tumeur cérébelleuse intéressant les origines des nerfs optiques.

La *névrite optique double* survenue graduellement avait surtout une haute signification. M. Galezowski, dans sa thèse, a établi la coïncidence fréquente de la névrite avec les tumeurs du cervelet. Avant lui, Hérard,[Duchenne, Pénard, Moutard-Martin, Vigla avaient publié isoment des faits de ce genre. D'après ces auteurs, l'inflammation se propagerait aux centres optiques par les pédoncules cérébelleux.

L'*autopsie* a donné raison à cette manière de voir. Une quantité énorme de liquide remplissait les espaces sous-arachnoïdiens et les ventricules cérébraux; il semblait qu'il y en eût au moins deux verres. Le cerveau reposant sur une table par sa base, on aperçoit, après avoir soulevé les lobes postérieurs, une saillie manifeste au niveau de la valvule de Vieussens. Cette valvule est extrêmement amincie, les pédoncules cérébelleux supérieurs qu'elle relie l'un à l'autre sont également tiraillés, très-diminués de volume et rejetés sur les parties latérales de la tumeur. Une incision faite sur la partie médiane de la valvule de Vieussens et se prolongeant jusqu'à la partie postérieure du *vermis superior* met à découvert deux tumeurs; l'une plus antérieure, de la grosseur d'un petit œuf de poule, occupe tout le quatrième ventricule; l'autre plus postérieure ayant à peu près le même volume, est située au centre de l'hémisphère droit du cervelet. Les parois extrêmement minces et transparentes contiennent un liquide séreux d'un jaune citrin. La tumeur postérieure offre une paroi plus épaisse; le liquide est d'un jaune moins éclatant; tout porte à croire que cette tumeur a préexisté à la précédente.

Quelle est la véritable nature de ces kystes ? J'ai examiné avec deux collègues la petite quantité de liquide qui restait, ainsi que les parois. Celles-ci étaient formées de tissu conjonctif et doublées à leur partie interne d'une mince couche d'épithélium; à leur surface externe rampaient des vaisseaux assez volumineux provenant des plexus choroïdiens, du quatrième ventricule. Nulle part trace d'échinocoques.

Tout porte donc à croire que ces kystes sont simplement séreux.

Les yeux enlevés vingt heures après la mort et durcis dans le liquide de Müller, ont présenté les lésions suivantes:

Une coupe étant faite verticalement et d'avant en arrière, passant par le milieu du nerf optique et la papille, il est aisé de voir que celle-ci n'a pas sa conformation normale. Elle est élevée, proéminente dans le corps vitré, et de chaque côté d'une petite dépression qui accuse le centre de la papille optique, la rétine présente une épaisseur quatre fois plus grande qu'à l'état normal; elle est striée, et le microscope y montre une prolifération énorme de tissu conjonctif. Les fibres nerveuses ont en grande partie disparu ; celles qui restent sont granuleuses. Un grand nombre de vaisseaux sont oblitérés et pleins de granulations graisseuses se montrant également dans la couche granuleuse et la couche des fibres.

La choroïde a subi des modifications très-avancées : sclérose de la chorio-capillaire autour de la papille, résorption du pigment, et accumulation irrégulière dans l'intervalle des *vasa vorticosa*. Quelques vaisseaux ont leurs parois très-augmentées de volume.

OBSERVATION XXII.

Neuro-rétinite de cause cérébrale.

Bouchet (Baptiste), âgé de 17 ans, cuisinier, entre le 13 octobre à la salle Sainte-Agnès.

Bien portant dans son enfance, il n'a fait aucune maladie grave, et n'a jamais eu mal aux yeux. Venu à Paris depuis deux ans, il a commencé par avoir des vomissements qui se répétaient trois ou quatre fois par mois, puis se sont ajoutés des étourdissements, des bourdonnements dans l'oreille droite, et de la céphalalgie frontale.

La vue n'a commencé à baisser que depuis un mois et demi, d'une manière graduelle, et sans douleur oculaire. L'oreille s'est un peu améliorée; les vomissements persistent, et il y a de la constipation.

Examen ophthalmoscopique. — L'altération est la même, dans les deux yeux. — Le centre de la papille est fortement hyperémié, une foule de capillaires rampent à sa surface, et se communiquent un aspect rouge foncé. Les contours sont effacés et se fondent avec la rétine voisine, un gonflement œdémateux de couleur grisâtre se montre à ce niveau. L'examen à l'image droite rend distinctes des stries jaunâtres qui divergent en tous sens, et sont formées de tissu conjonctif hypertrophié. Les veines de la rétine sont tortueuses et dilatées, les artères amincies.

La choroïde a subi des modifications profondes; on observe de larges plaques d'épithélium inégalement réparties et accumulées dans l'intervalle des vaisseaux; elle sont visibles depuis la papille jusqu'à l'ora serrata.

Diagnostic : Neuro-rétinite de cause cérébrale, 25 décembre. La papille fait en avant une saillie de plus en plus manifeste; les rayures produites par le tissu conjonctif sont très-accusées.

Vision extrêmement affaiblie.

OBSERVATION XXIII.

Neuro-rétinite d'origine cérébrale.

Mme X..., couchée au n° 7, salle Sainte-Martine, atteinte depuis deux ans d'un cancer de l'utérus est réduite au dernier degré du marasme. Quelques jours avant sa mort elle est prise d'accidents cérébraux, délire, coma, résolution générale, dilatation des pupilles, etc.

On se demande si l'encéphale ne deviendrait point le siège d'une affection de même nature ; le trouble de la vue nous porte à examiner le fond de l'œil et nous constatons des deux côtés une infiltration séreuse considérable tout autour de la papille, se prolongeant le long des vaisseaux et en particulier vers la tache jaune. Cette dernière région, au lieu d'être d'un rouge sombre est d'un gris bleuâtre ; cette coloration est diffuse, se fond avec le reste de la rétine. Les veines sont nombreuses et dilatées ; en approchant de la papille, elles présentent des varicosités manifestes et sont voilées par l'exsudation : quelques-unes même disparaissent complétement sur les bords de la papille pour reparaître au centre avant de s'enfoncer dans le nerf optique ; les artères sont d'un moyen calibre.

Dans l'œil gauche, l'altération paraît un peu plus avancée ; les bords de la papille sont complétement effacés. Le centre est d'un blanc jaunâtre, les vaisseaux sont petits, l'exsudation n'est plus apparente qu'autour de la papille : ici la maladie est déjà entrée dans une phase régressive. Il est difficile de constater l'état fonctionnel de la vue à cause des accidents cérébraux ; cependant dans ses intervalles lucides, elle a peine à reconnaître les personnes qui l'approchent.

Évidemment il existe dans l'encéphale un produit morbide qui met obstacle à la circulation en retour de la rétine.

Cette femme ne tarde pas à succomber ; l'autopsie nous révèle les lésions suivantes : distension énorme des méninges et des ventricules cérébraux par la sérosité sanguinolente. Le cerveau est mou, friable ; le nerf optique également peu résistant se réduit en bouillie à la moindre pression.—La rétine est très-épaissie, et comme gélatineuse dans les points que nous venons de mentionner. L'entrée du nerf optique et la rétine voisine présentent une hyperplasie conjonctive considérable, mais sans lésions des éléments nerveux.

Sur les cellules provenant de la dissociation du corps vitré, nous avons trouvé des signes évidents de prolifération. Des cellules embryonnaires étaient en effet mêlées en assez grand nombre aux éléments cellulaires normaux. Nous avons même vu une cellule du corps vitré réduite à l'état vésiculeux et contenant 4 noyaux. Une pression un peu brusque sur le verre qui recouvrait la préparation l'ayant rompue, les éléments jeunes inclus s'éparpillèrent aussitôt. Il se passait évidemment dans ce cas, au sein du corps vitré des phénomènes qui ne peuvent être rapportés qu'à l'exagération inflammatoire de l'activité cellulaire. Ce processus est dans le corps vitré très-analogue au processus inflammatoire observé dans la cornée et le cartilage. On sait d'ailleurs que le corps vitré constitue une variété de la substance conjonctive sans vaisseaux qui a constitué à une certaine époque la totalité de l'embryon (tissu muqueux), et dont la gélatine de Warthon et le corps vitré restent les seuls vestiges à la naissance.

Comme on le voit, nous n'avons trouvé dans le cerveau aucun produit pathologique capable d'expliquer d'une manière satisfaisante les lésions rétiniennes si ce n'est la présence de cette sérosité extrêmement abondante qui remplissait les ventricules cérébraux et l'arachnoïde.

Je crois que c'est à la compression qu'elle exerçait qu'il faut rapporter les lésions optiques.

CHAPITRE III.

RÉTINITES SYMPTOMATIQUES D'UNE LÉSION OCULAIRE.

Les inflammations rétiniennes symptomatiques d'une lésion oculaire sont de toutes les plus rares et les moins connues; aussi, ce chapitre de notre thèse sera-t-il le plus court.

L'hyalitis et les opacités du corps vitré, les tumeurs osseuses ou sarcomateuses de la rétine, peuvent agir par voisinage sur la membrane nerveuse et y produire une inflammation aigue ou lente, qui en amène la désorganisation.

Les lésions de la choroïde sont liées à celles de la rétine, de la manière la plus intime, et l'on peut dire que l'inflammation de l'une de ces membranes retentit toujours plus ou moins sur l'autre. On en trouve la cause dans leur contiguité étendue et aussi dans une disposition anatomique peu connue; je veux parler de la communication entre les artères de la choroïde et celles de la rétine. Signalée déjà par Th. Leber (*Anatomische Untersuchungen*, Vienne, 1865), cette communication a été retrouvée deux fois par nous et de la manière la plus évidente. Elle se faisait par plusieurs petits vaisseaux disposés en cercles et qui pénétraient dans la rétine, à 3 ou 4 millimètres de la papille. Cela nous explique comment dans les cas d'embolie de l'artère centrale, observés par Liebreich (*Deutsche klinik*, 1860, n° 50), la circulation a pu se rétablir malgré l'oblitération des troncs rétiniens principaux.

Les rétino-choroïdites sont donc extrêmement fréquentes; ce sont elles peut-être qui occasionnent les plus graves désordres oculaires.

Un de leurs phénomènes les plus intéressants consiste dans le transport du pigment choroïdien dans le stroma de la rétine; la maladie décrite sous le nom de *rétinite pigmentaire* ne reconnaît pas le plus souvent d'autre origine, aussi ne croyons-nous mieux faire que de la décrire ici.

Auparavant, nous allons dire un mot des inflammations rétiniennes consécutives aux hémorrhagies de cette membrane, c'est la *rétinite apoplectique* de certains auteurs.

BIBLIOGRAPHIE.

Hémorrhagies rétiniennes.

Bladig. Amaurose accompagnant les affections du cœur et des gros vaisseaux. (Annales d'oculist., 1852).

Liebreich. Apoplexia retinæ (Archiv für Aug., 1855).

Galezowski. Apoplexie de la rétine et du nerf optique (Gazette des hôpitaux, 1861).

Schauenburg. De la Rétinite bouchonneuse (Annales d'oculist., 1856).

Esmarck. Archiv für Ophthal., t. IV.

Bader. Apoplexies de la choroïde et de la rétine (Ophthalmic hospital Reports, 1859).

Dolbeau. Apoplexie de la rétine, suite de malad. de cœur (Clinique chirurg., 1867, p. 17).

Rétinite apoplectique.

Les apoplexies de la rétinite s'établissent la plupart du temps d'une manière brusque et acquièrent en peu d'instants leur maximum de développement; d'autres fois, elles s'établissent d'une manière graduelle et il ne s'épanche qu'une petite quantité de sang à la fois.

Elles siégent tantôt sur le trajet des artères et tantôt sur le trajet des veines.

Les premières peuvent dépendre de la rupture d'un petit anévrysme, comme M. Sous en a observé un exemple (*Ann. d'oculistique*, 1865, t. LIII), ou bien elles sont consécutives à une dégénérescence athéromateuse des parois. Elles sont en général peu abondantes; l'extrémité de l'artère est bouchée par un coagulum fibrineux, et ce bout périphérique apparaît à l'ophthalmoscope sous forme d'une ligne blanchâtre (Galezowski, *Étude sur la chromatoscopie rétinienne*, t. LXII). La tache hémorrhagique est ordinairement placée en travers du vaisseau rompu, et celui-ci est considérablement diminué de volume.

Les *apoplexies veineuses* sont beaucoup plus fréquentes, car elles dépendent ordinairement d'une maladie générale ou d'un obstacle à la circulation en retour (dans les maladies cérébrales, les méningites en particulier) : pour la même raison, elles sont beaucoup plus étendues. Parfois très-petites et presque microscopiques, elles sont disséminées dans tout l'hémisphère postérieur de l'œil. Follin a donné à cette disposition le nom de *sablé hémorrhagique*.

Les apoplexies qui siégent dans la macula sont beaucoup plus graves; car, en raison du peu d'épaisseur de la rétine, elles altèrent promptement les éléments sensibles de la rétine.

Quelquefois l'hémorrhagie ne reste pas limitée à la rétine; le sang fuse en arrière vers la choroïde, ou bien il perfore la membrane limitante interne et l'hyaloïde, et fait irruption dans ce corps vitré. Cet état se révèle par la présence dans le champ visuel d'opacités floconneuses d'un rouge sombre, se déplaçant par les mouvements du malade, ou bien c'est le phénomène inverse; l'hémorrhagie débute par la choroïde et envahit consécutivement la rétine. Pour Esmarck et de Graefe, ce serait même la règle générale; mais les faits démontrent cette opinion. Müller a observé un cas d'hémorrhagie choroïdienne ayant décollé la rétine. Cette dernière membrane s'était enflammée, était devenue fibreuse et parsemée de points pigmentaires.

Quelle que soit la source de l'hémorrhagie, le produit nouveau épanché dans la rétine ne tarde pas à l'irriter et à y produire une véritable inflammation. La papille devient rouge, ses contours s'effacent, les veines sont flexueuses et dilatées et tout autour des taches rouges se fait une exsudation qui peut même envahir une grande étendue de la rétine; mais ce fait est rare.

Les troubles visibles sont en général modérés, à moins que la tache jaune ne soit envahie ou que l'exsudation ne soit très-abondante. Dans le premier cas on observe souvent un phénomène singulier; les malades croient voir au devant des objets qu'ils regardent un corps opaque qui leur en cache une partie. Il faut les prévenir à temps de ce phénomène, qui aurait lieu de les effrayer.

La *marche* de la maladie est extrêmement lente; la résorption met des mois entiers à se faire; peu à peu les taches se décolorent, passent au jaune orangé, puis elles deviennent blanchâtres. Mais il est rare qu'elle se fasse d'une manière complète; d'ailleurs, pour peu que la cause persiste, de nouvelles hémorrhagies peuvent venir compromettre la guérison, alors qu'on la croyait prochaine. Au niveau des apoplexies, les éléments rétiniens subissent une désorganisation plus ou moins marquée, et alors on peut trouver le champ visuel interrompu de distance en distance.

Le *pronostic* est donc toujours sérieux, aussi bien au point de vue de la santé générale qu'à celui de la fonction visuelle. Car, si l'hémorrhagie est la suite d'une maladie du cœur ou d'un état athéromateux des artères, on devra se défier non-seulement de nouvelles complications oculaires, mais en même temps de complications encéphaliques, dont les premières ne sont souvent que le prélude.

Diagnostic. — Il doit comprendre deux parties : reconnaître la lésion et en rechercher la cause.

Les *apoplexies rétiniennes* sont en général faciles à reconnaître. Elles se distinguent de celles de la choroïde par les lésions des vaisseaux rétiniens la suffusion séreuse qui les accompagne et les troubles visuels plus marqués.

Apoplexies albuminuriques.	*Apoplexies dépendant d'une autre cause.*
1º Elles existent dans les deux jeux à la fois.	1º Le plus souvent elles n'occupent qu'un œil.
2º Elles sont entremêlées de plaques blanches, et siégent plus spécialement autour de la papille et de la macula.	2º Elles sont ordinairement seules et n'ont pas un siége déterminé.
3º Elles apparaissent quelque temps après les premiers troubles de la vue, et sont ordinairement multiples et peu considérables.	3º Elles surviennent souvent sans symptômes précurseurs, et peuvent occuper une grande étendue de la rétine.
4º Signes ordinaires de la maladie de Bright.	4º Absence d'albuminurie, et signes de maladies cardiaques ou de congestions encéphaliques.

Les apoplexies du corps vitré se reconnaissent par la mobilité des taches rouges qui perdent les rapports qu'elles affectaient avec la papille ou les vaisseaux rétiniens, sitôt qu'on imprime des mouvements à l'œil malade. Dans ce cas, on observe presque toujours simultanément des corps flottants plus petits, qui ont la forme de paillettes rouges ou noirâtres, se déplacent à chaque instant et sont visibles au simple éclairage direct par le réflecteur.

OBSERVATION XXIV.

Rétinite apoplectique ; fracture de la base du crâne.

Etienne Clarigny, menuisier, âgé de 54 ans, d'une constitution robuste, entre, le 9 octobre 1866, à la salle Saint-Barnabé, lit n° 35.

Cet homme n'a pas eu de maladies d'yeux antérieures ; il raconte que, la veille, il est tombé sur la tête d'une hauteur de 3 mètres ; les autres parties du corps ne révèlent aucune trace de contusion. Porté chez lui sans connaissance, il ne reprend ses sens qu'une heure plus tard. Dans la journée, vomissements continuels, vertiges.

Etat à son entrée. Ecchymose considérable dans la réunion fronto-

pariétale droite, à la base du nez, aux paupières, sous la conjonctive; céphalalgie intense portant principalement sur l'arcade sourcilière et la base frontale droites; éblouissements fréquents ; *perte absolue de la vision de l'œil droit ;* sensibilté et mouvement intacts, hébétude constante, réponses lentes, semi-surdité de l'oreille droite.

L'examen ophthalmoscopique nous permet de constater les lésions suivantes : le fond de l'œil est d'un rouge tellement intense et uniforme, que l'on a de la peine à distinguer les vaisseaux rétiniens. A la partie interne et supérieure de la papille, hémorrhagie striée, de forme oblongue, dirigée en haut et en dedans de la papille, avec laquelle elle fait l'office d'une tangente à un cercle. Au-dessus et au-dessous de cette hémorrhagie se voient deux petites traînées blanchâtres annonçant une légère exsudation autour du produit morbide. La papille est d'un rouge intense; les vaisseaux qui en partent sont dilatés ; l'un de ceux-ci, arrivé dans la tache rouge, semble s'y terminer ; il est impossible de suivre plus loin son parcours : c'est à sa rupture qu'est due l'hémorrhagie, et il est probable que le caillot l'oblitère en ce point.

Même état jusqu'au 23 octobre ; la vue s'améliore un peu. A cette époque, la surdité de l'oreille droite augmente, la membrane du tympan se déchire et donne issue, pendant six jours consécutifs, à un liquide jaune citrin, séreux, s'écoulant goutte à goutte avec des intermittences, assez abondantes le matin pour imbiber l'oreiller.

Sous l'inflence de révulsifs, ventouses Heurteloup, etc., les produit s morbides de l'œil se résorbèrent peu à peu.

Le 10 décembre, le malade voyait assez pour lire le nᵒ 20 Giraud-Teulon. Néanmoins, le côté interne de la papille n'a plus son contour nettement accentué ; il se fond avec la rétine. Ces parties sont d'un blanc jaunâtre. Il est probable que le malade conservera longtemps, sinon toujours, de la faiblesse dans la vision de cet œil. La fracture du crâne paraît guérie.

OBSERVATION XXV.

Hémorrhagies de la rétine; corps flottants du corps vitré.

Lémée, broyeur de couleurs, âgé de 49 ans, entre, le 17 septembre 1867, à la salle Sainte-Marthe, hôpital Saint-Louis, nᵒ 9.

Cet homme éprouve subitement, au milieu de son travail, il y a huit mois, des étourdissements et des tintements d'oreilles ; il s'appuie contre un mur pour ne pas tomber ; céphalalgie modérée. En même temps, sa vue faiblit, il voit des étincelles et des mouches volantes : il continue son travail.

Un mois après, saignements de nez presque quotidiens, peu abondants chaque fois, mais qui persistent pendant cinq semaines. Sous leur influence, la vue s'améliore un peu.

Depuis trois mois, les épistaxis ont cessé, et la vue est restée mauvaise, surtout de l'œil gauche. Il y a quatre jours, en se réveillant, le malade ne distingue presque plus les gros objets de l'œil droit ; il entre à l'hôpital.

Examen ophthalmoscopique. — *OEil droit.* Papille rouge ; bords effacés par une suffusion séreuse qui se propage assez loin le long des vaisseaux et se perd dans la rétine. A la partie supérieure, grosse tache rouge, de formation récente, empiétant sur la papille ; deux autres plus petites dans les environs. Fond de l'œil très-rouge. La région de la tache jaune est occupée par une vaste hémorrhagie ancienne, présentant des points à son centre.

OEil gauche. Corps flottants dans le corps vitré ; hémorrhagie dans la macula. Des deux yeux, il lit le n° 15 Gir.-T., à 15 centimètres ; d'un seul œil, il ne lit que le n° 20.

Les jours suivants, l'œil droit, qui était relativement le meilleur, se perd totalement ; à peine s'il distingue l'ombre d'un écran qu'on interpose momentanément entre l'œil et une lampe.

A l'ophthalmoscope, les lésions deviennent de plus en plus obscures ; voile tendu en avant de la rétine ; à l'éclairage direct, la teînte est louche, roussâtre, et une foule de corpuscules rouges et noirs voltigent dans le corps vitré. Tension oculaire modérée.

A gauche, il y a, par contre, une légère amélioration : la papille et les vaisseaux sont plus nets ; dans la région de la macula, les dépôts sanguins sont en partie résorbés, le centre est occupé par une tache blanc-jaunâtre.

Confusion très-grande dans la perception des couleurs ; absence d'albumine dans l'urine, constatée à plusieurs reprises. Hypertrophie du cœur sans lésion d'orifices bien déterminée.

Le 1ᵉʳ décembre, le malade demande à sortir. Je l'ai revu quatre ou cinq mois plus tard chez Desmarres et chez Liebreich : il présentait toujours une différence considérable du corps vitré avec des corps flottants. Quant à la rétine, les plaques hémorrhagiques avaient en partie disparu, et à leur place on constatait une atrophie prononcée, caractérisée par une coloration d'un blanc jaunâtre circonscrit par du pigment choroïdien.

OBSERVATION XXVI.

Albuminurie ; affections du cœur ; hémorrhagies rétiniennes.

Le nommé Conut (Nicolas), âgé de 53 ans, menuisier, entre le 31 juillet 1868 à l'Hôtel-Dieu, salle Sainte-Jeanne, lit n° 73.

Cet homme était d'une bonne santé habituelle. Dans sa jeunesse, il a eu deux abcès ganglionnaires du cou; dont on voit encore les cicatrices. Pas d'ophthalmie. A 34 ans, il perd graduellement l'œil droit à la suite d'une violente contusion de la partie droite de la tête. Cet œil présente aujourd'hui une cataracte complète, avec staphylôme antérieur et insensibilité de la rétine.

A 37 ans, ce malade devient albuminurique. Il est atteint en même temps d'une hypertrophie de cœur. Sa vue se conserve jusqu'à 42 ans. A cette époque, il fait une chute sur la tête ; la vision est abolie immédiatement. Ecchymose des paupières et de la conjonctive. Le malade entre chez M. Laugier, et est soumis à un traitement dérivatif, et sort trois semaines après avec une amélioration sensible. Cependant, il conserve de la myoscopie, il voit en particulier deux fils verticaux coupant en deux le champ de la vision.

Il y a cinq mois, nouvelle chute sur la tête, dans une cave; nouvelle ophthalmie. M. Potain lui prescrit quelques collyres. La vue s'améliore. Mais, depuis, elle baisse constamment; il ne lit plus que le n° 7 1/2 de Giraud-Teulon, par un trou de carte, à la distance de 15 centimètres.

Examen ophthalmoscopique. Papille légèrement déformée, bords peu marqués. Résidus multiples d'anciennes hémorrhagies situées en dehors de la papille, dans tout le champ de la rétine. Ces foyers sont d'un brun noirâtre, les parties environnantes sont décolorées ou d'un blanc terne. Elles sont loin d'être resplandissantes et nacrées comme dans les altérations brightiques.

La choroïde offre des traces non douteuses d'atrophie, parties plus pâles que d'autres et entourées de pigment. Vortices apparents.

Cette affection doit-elle être rattachée à l'albuminurie? On ne peut l'affimer, car la rétine ne paraît pas avoir subi la dégénérescence graisseuse. Il est bien plus probable que les hémorrhagies sont la conséquence des chutes qu'a faites ce malade, aidées d'une dyscrasie sanguine, par suite d'albuminurie et d'affection du cœur.

Ce sont ces motifs qui nous ont porté à placer ici cette observation.

Les parties blanchâtres qui environnent les dépôts sanguins sont probablement produits par la résorption du sang épanché et des parties constituantes de la choroïde correspondant à ce niveau. Au reste, les plaques d'atrophie choroïdienne, qu'on remarque ailleurs, témoignent de la tendance de cette membrane vers une résorption graduelle de ses éléments.

RÉTINITE PIGMENTAIRE.

On donne ce nom à une maladie de la rétine, caractérisée par la présence dans cette membrane d'une quantité plus ou moins considérable de pigment. Elle a reçu différents noms : c'est ainsi que de Graefe l'a appelée *morbus arianus*, du nom d'un Espagnol chez lequel il l'observa pour la première fois. D'autres l'ont nommée *rétinite tigrée, pigmenteuse* (Donders), *mélanose de la rétine* (Langenbeck), etc., etc.

La présence de pigment dans la rétine a été signalée en 1836 par Langenbeck (1), et en 1838 par Ammon (2); mais il faut arriver à Donders (3) et Von Vrigt (4), en 1853, pour trouver les premières observations complètes. A partir de ce moment, les faits se multiplient : Donders, Schweigger (5), Müller (6), de Graefe (7), Mooren (8), Liebreich (9), etc., publient tour à tour une série de mémoires intéressants. Dans ces dernières années, Wecker (10), Galezowski (11), Monoyer (12), Mauthner (13), se sont occupés du même sujet avec des succès divers; enfin le Dʳ Mouchot (14), élève de M. Monoyer, de Strasbourg, vient de résumer

(1) Langenbeck, De retine, obs. anat. path., p. 157. Göttingen.
(2) Ammon, Klinische Darstellungen, etc. des Auges, t. XIX.
(3) Donders, Archiv für Augenheilkunde, t. III, 1857.
(4) Von Vrigt, De speculo oculi, diss. in. Utrecht, 1853.
(5) Archiv für Augenh., 1859, p. 49.
(6) Sitzungsbericht der würzburger, etc., 1858.
(7) Archiv für Ophthalmologie, 1856, II, p. 282.
(8) Ueber retinis pigmentosa, etc., 1858. Ann. d'oculistique, 1859, XLI.
(9) Deutsche Klinik, 1861. Archives gén. de médecine, 1862.
(10) An. oc., 1865, LIII, et Traité du mal des yeux.
(11) Congrès d'ophthalmologie. Paris, 1867.
(12) Annales d'oculistique, LVIII.
(13) Lehrbuch der Ophthalmoscopie. Wien, 1868.
(14) Thèse de Paris, 1868.

dans sa thèse l'état actuel de la science. Il est même allé plus loin que ses devanciers, et, à l'exemple de Mauthner, il a cru pouvoir admettre une rétinite pigmentaire *sans pigment*, en se fondant sur deux symptômes qu'il regarde comme constants, l'*héméralopie* et le *rétrécissement concentrique du champ visuel!*

Nous n'aurons pas de peine à prouver : 1° que ces deux symptômes peuvent manquer dans la rétinite pigmentaire ; 2° qu'ils se rencontrent dans d'autres affections ; par conséquent, ils n'ont rien d'absolument caractéristique. Chose étrange ! M. Mauthner cite lui-même un cas où les phénomènes précédents ont fait défaut, et cependant la rétine était couverte de taches pigmentaires; la choroïde était intacte.

C'était bien le cas de conclure, comme nous le ferons plus loin, à une pigmentation rétinienne sans rétinite.

Comme on le voit, malgré tous les travaux dont elle a été l'objet, il s'en faut de beaucoup que la rétinite pigmentaire soit une affection parfaitement connue. En lisant les relations des auteurs, on est surtout frappé des différences qu'elles offrent entre elles : chez les uns, la pigmentation rétinienne datait de la naissance; chez les autres, elle s'était développée à un âge assez avancé. Les premiers ne s'étaient jamais plaints d'une affection oculaire inflammatoire; les seconds avaient souffert de vives douleurs pendant plusieurs mois, et c'était seulement depuis cette époque que la vue était restée faible.

L'héméralopie avait été notée chez le plus grand nombre, mais chez d'autres elle avait manqué.

Mêmes dissemblances au point de vue des signes objectifs. Ici la rétine est seule atteinte, et présente une zone régulière de pigment concentrique à la papille; la choroïde paraît normale. Là, la choroïde offre des plaques atrophiques; la pigmentation est irrégulière, et spécialement disposée au niveau des lésions choroïdiennes. Aussi l'embarras des ophthalmologistes était grand; chaque fait nouveau était suivi d'une théorie nouvelle, et l'esprit se perdant dans ce dédale de faits et d'explications dissemblables, on arrivait facilement à ne plus s'entendre sur la valeur des termes. Le travail de Mauthner en est un exemple éclatant.

Frappé nous-même de cette différence, nous cherchâmes à sortir de cette confusion, et notre attention étant éveillée sur ce point, nous soumîmes à un rigoureux examen les observations des auteurs et tous les cas qui se présentèrent à nous. Notre opinion n'a fait que se confirmer de plus en plus, et nous espérons établir sur des bases irréfutables la division des rétinites dites pigmentaires en deux sortes :

1° L'une, *congénitale*, constituant une difformité comme la surdi-mutité, le strabisme, le pied bot, le nævus, etc.

Cette affection n'étant pas le produit d'une phlegmasie, on ne peut lui conserver le nom de *rétinite ;* nous nous proposons, pour ne point créer de mot nouveau, de l'appelér simplement *rétine pigmentée ou tigrée.*

2° L'autre, *inflammatoire,* succédant à une choroïdo-rétinite, et présentant par conséquent d'une manière constante des altérations de cette première membrane : c'est la *rétinite pigmentaire* proprement [dite.

Ces deux affections diffèrent essentiellement, au point de vue de l'étiologie, de l'anatomie pathologique, de la symptomatologie, de la marche et du pronostic.

ÉTIOLOGIE.

1° *Rétine pigmentée congénitale.* — Un grand nombre d'auteurs ont été frappés de la coïncidence de la pigmentation rétinienne avec diverses affections congénitales, comme la surdimutité, le crétinisme, etc. M. de Graefe (1) est le premier qui ait appelé l'attention sur ce point ; après lui, Liebreich (2) et Pa-

(1) Loc. cit.
(2) Idem.

genstecher (1) ont cité des faits semblables. Hæring (2), Stor (3), Wecker (4), l'ont observée chez des individus qui avaient des doigts et des orteils surnuméraires. Chez un malade de Mauthner (5), le membre supérieur droit avait subi un arrêt de développement considérable. Lawrence et Moon (*The ophthalmic Review*, avril 1865) citent quatre cas de pigmentation rétinienne périphérique survenue dans la même famille avec arrêts généraux de développement, héméralopie, mais sans hérédité, et de plus ces malades n'offraient point de rétrécissement du champ visuel.

On a rencontré simultanément des pieds bots, des becs-de-lièvre, du strabisme, du nyctagmus, etc.; et, comme il arrive ordinairement dans ces cas, l'intelligence était très-bornée. Quelle est la cause première de tous ces vices congénitaux? Les hypothèses abondent, mais la question reste toujours posée et ne sera probablement jamais résolue. Un fait paraît cependant acquis à la science, c'est que les mariages consanguins y prédisposent. Or, il n'est pas étonnant, dès lors, que la rétine pigmentée se rencontre chez des enfants issus de mariages semblables. On doit à M. Liebreich un mémoire intéressant sur ce sujet. Pour cet auteur, « la consanguinité des parents constitue- « rait jusqu'à présent ce seul élément étiologique nettement « déterminé de la rétinite pigmentaire ; » elle interviendrait dans la moitié des cas. Cette proportion est un peu forte et n'a pas été trouvée telle par tous les auteurs. M. Mooren croit pouvoir la ramener au tiers seulement des malades ; M. Hæring ne l'a trouvée qu'une fois sur dix. Pour nous, nous n'avons pas rencontré cette coïncidence.

Un grand nombre d'autres auteurs infirment aussi les résul-

(1) Klinische Beobachtungen. Wiesbaden, 1866.
(2) Klin. Monatsb., 1864 et 1865.
(3) Idem, 1865, p. 23.
(4) Loc. cit.
(5) Loc. cit.

ηats de Liebreich. Nous citerons Secondi (1), Monoyer, Galezowski, Mauthner, Lawrence et Moon. Cette différence entre les
recherches des ophthalmologistes résulte évidemment de ce qu'ils
désignent sous le même nom des maladies dissemblables. En
analysant avec soin les observations, on voit que, dans les cas
où la consanguinité a été notée, la maladie était *congénitale*.
Au contraire, dans les cas de rétinite pigmentaire, suite d'une
phlegmasie, pourquoi invoquerait-on cette cause? Évidemment
elle n'aurait aucune raison d'être.

2° *Rétinite pigmentaire* ou *pigmentation inflammatoire*. —
Cette affection diffère essentiellement de la première, à tous les
points de vue. Elle est aussi fréquente que l'autre est rare, ne
s'accompagne qu'exceptionnellement de ces symptômes singu-
liers appelés *héméralopie* et *nyctalopie*, et peut se développer
à tout âge sous l'influence d'une phlegmasie des membranes
profondes de l'œil.

Au congrès national d'ophthalmologie, Galezowski (1) pré-
senta une note sur la choroïdite syphilitique, et chercha à établir des rapports entre cette affection et la rétinite pigmentaire
congénitale. Cet auteur, comme on le voit, était bien près de la
vérité ; il s'en éloigna lorsqu'il voulut interpréter les faits qu'il
avait eus sous les yeux, et conclut à l'origine *syphilitique* de
cette maladie, au lieu de conclure à l'origine *inflammatoire*.
On sait en effet que les manifestations spécifiques sur les membranes profondes de l'œil consistent en choroïdites et en rétinites, et le plus souvent en *choroïdo-rétinites*. C'est à des affections de cette dernière espèce que Galezowski avait eu affaire,
et la rétine avait été consécutivement envahie par le pigment.

Nous aurons donc comme cause de la rétinite pigmentaire
tout ce qui peut produire une inflammation de la choroïde.
Mentionnons en particulier les blessures du cercle ciliaire.

(1) Giornale d'oftalm., 1865.
(2) Schweigger, loc. cit.

ANATOMIE PATHOLOGIQUE.

Les deux formes que nous avons admises ne présentent qu'un seul point qui les rapproche l'une de l'autre : c'est la présence du pigment dans la rétine. Nous allons en étudier d'abord la disposition et le développement.

Le pigment a été rencontré dans toutes les couches de la rétine où il occupe le tissu conjonctif interstitiel. Il se compose de fines granulations noires ou d'un brun foncé, les unes libres et disséminées sans ordre, les autres contenues dans des cellules analogues à celles de la choroïde ou de la face postérieure de l'iris. Mais il est rare de les trouver aussi régulières ; le plus souvent elles sont déformées par suite de la pression qu'elles exercent les unes sur les autres, ou qu'elles reçoivent du tissu conjonctif ambiant. Ces granulations et ces cellules se réunissent en amas de formes variables, et formant des traînées dans l'intervalle des éléments rétiniens, spécialement le long des vaisseaux sanguins. Ces traînées relient entre eux les groupes pigmentaires, et de la sorte se trouvent circonscrits des espaces à quatre, six ou huit pans, où la rétine peut avoir conservé sa conformation normale.

Cette disposition est surtout très-accusée dans la *rétine tigrée* congénitale ; dans la seconde forme, elle s'observe aussi, mais d'une manière moins régulière. Divers auteurs ont comparé ces groupes à des corpuscules osseux vus à un fort grossissement, et Wecker croit pouvoir expliquer leur forme par la rétraction du tissu conjonctif, qu'irrite la présence du pigment.

On ne voit guère comment la rétraction des fibres conjonctives pourrait donner lieu à cette disposition réticulée. Nous aimons bien mieux l'expliquer tout simplement par la configuration normale du tissu cellulaire, qui forme, comme on sait, un réseau à mailles irrégulières. On n'a qu'à jeter les yeux sur a figure qu'en donne Max Schultze, dans ses *Recherches sur la structure de la rétine*, pour voir combien notre opinion est plausible.

Étudions maintenant les différences que présente le pigment dans les deux formes que nous avons admises.

Dans la *rétine pigmentée congénitale*, le pigment s'observe d'abord à la périphérie de la rétine, où il forme une zone complète, d'une étendue plus ou moins considérable. L'affection reste dans le même état pendant un temps variable, puis elle suit une marche progressive. C'est par un mécanisme analogue qu'uue tumeur érectile, grosse à peine comme une lentille, au moment de la naissance, peut acquérir au bout de quelques années le volume d'une noix ou d'une orange. Le phénomène qui marque l'accroissement du pigment rétinien, consiste dans un rétrécissement de plus en plus considérable des parties saines ; et au bout d'un temps variable, ordinairement vers l'âge de 40 à 50 ans, le pourtour de la papille et de la macula sont les seules parties de la rétine qui ont été conservées. C'est ce que l'on peut voir sur notre figure, qui représente une rétine tigrée prise sur un malade mort d'une chute sur la tête, à l'âge de 39 ans. Cette membrane a été séparée de la choroïde et étalée sur une plaque de verre. Elle est vue sur le dessin avec la lentille convergente de l'ophthalmoscope.

Le pigment, en se développant outre mesure dans le stroma de la rétine, amène nécessairement une atrophie graduelle des éléments de cette membrane. C'est surtout dans les couches internes, et par conséquent les plus vasculaires, qu'il se dépose.

Donders, Schweigger en ont trouvé dans les vaisseaux. L'observation nous en a fourni un exemple remarquable. La membrane adventice des artères de moyen calibre en était infiltrée par place, mais la repartition s'était faite d'une manière inégale, de sorte qu'on n'observait pas d'anneaux complets. On en trouvait de même, aussi bien à la partie interne du côté de la membrane limitante que sur la face externe. Je mentionne ce

fait parce que le contraire a été affirmé par plusieurs auteurs. Quoi qu'il en soit, les vaissaux comprimés par ce tissu nouveau se rétrécissent, le sang ne circule plus qu'avec difficulté et finit par se coaguler dans les parties les plus étroites. Si on les examine longtemps après comme dans l'observation précédente, on ne trouve plus que des granulations brillantes, de la graisse et de petits cristaux d'hématoïdine. Chez notre malade, les éléments nerveux étaient aussi en petit nombre ; la membrane de Jacob était peut-être la moins altérée ; les battements surtout étaient bien conservés et peut-être même plus nets, plus volumineux qu'à l'état normal. Si nous nous rappelons que des recherches d'anatomie comparée ont fait découvrir que les oiseaux nocturnes, comme les hiboux, présentaient des bâtonnets très-développées et point de cônes, on pourra peut-être se rendre compte du singulier phénomène que présentait notre malade : je veux parler de la *nyctalopie*. Nous y reviendrons plus loin.

Dans la partie centrale non envahie par le pigment, on trouvait peu d'altérations de la rétine, si ce n'est une anémie extrême. Les vaisseaux peu nombreux offraient un calibre extrèmement petit, et leur oblitération commençait dès qu'ils pénétraient dans la zone pigmentée. Deux seulement étaient encore perméables dans une certaine étendue.

Le dépôt de particules solides en aussi grand nombre donne à la rétine une consistance un peu plus considérable qu'à l'état normal. Dans le cas précédent, nous pûmes la séparer de la choroïde avec une facilité extrême, et examiner alors l'état de cette dernière membrane. Nulle part elle ne présentait la moindre trace d'adhérence avec la rétine ; sa coloration était normale, et en la portant sous le champ du microscope, nous ne pûmes constater aucune plaque atrophique ; la couche épithéliale interne était même intacte, fait rare dans les altérations de la rétine. Les vaisseaux avaient leur calibre et leur perméabilité normale.

Rien non plus dans le corps vitré.

Un fait semblable a été constaté par Schweigger; l'épithélium choroïdal était normal, non-seulement dans sa totalité mais surtout dans les parties correspondantes à celles de la rétine qui étaient le siége de la pigmentation, preuve que celle-ci ne provenait pas d'une altération choroïdienne. Il n'y avait d'ailleurs pas d'adhérence entre la rétine et la choroïde (1).

Dans la rétinite pigmentaire, ce qui frappe au contraire dès le premier examen, ce sont des altérations marquées de la choroïde; lorsqu'on cherche à la séparer de la rétine, on trouve presque constamment des adhérences, suite d'anciennes exsudations. L'épithélium s'est résorbé en certains points, accumulé dans d'autres; les vaisseaux présentent un épaississement de leur paroi, quelques-uns sont oblitérés. On trouve même en différents endroits une atrophie complète des éléments, de telle sorte que la choroïde se trouve réduite en une membrane translucide, où l'on ne retrouve plus que le stroma épaissi de la chorio-capillaire. Ces lésions sont surtout accentuées dans les parties sous-jacentes aux points de la rétine où le pigment est le plus abondant.

L'excellente description que M. Wecker donne de la rétinite pigmentaire doit se rapporter exclusivement à cette seconde forme; nous lui distinguerons trois degrés.

1° La *transsudation séreuse* a été signalée par le plus grand nombre des anatomistes; elle occupe le tissu cellulaire de la rétine. Donders et Junge ont constaté des exsudats mêlés de pigment qui réunissaient les deux membranes d'une manière intense.

2° L'*hyperplasie du tissu cellulaire* débute par la couche granulée externe; il s'y forme une excroissance qui dissocie les bâtonnets et les cônes et déplace le pigment choroïdien. La membrane adventice des vaisseaux s'hypertrophie; finalement la rétine se transforme en une trame cellulaire aux dépens

____

(1) Schweigger, loc. cit.

des éléments nerveux ; cette trame donne à la rétine une résistance considérable.

3° A ces deux premiers stades succède l'*atrophie* des éléments rétiniens. La circulation se ralentit et s'arrête dans des vaisseaux dont le calibre est diminué ; le dépôt de pigment choroïdien se fait surtout dans leur voisinage où la transsudation séreuse a été plus abondante, et l'hypergénèse cellulaire plus active. Les bâtonnets et les cônes ont parfois totalement disparu ; les cellules et les fibres nerveuses persistent plus longtemps ; cependant Donders les a trouvées ridées et très-altérées.

La série de phénomènes que nous venons de décrire met ordinairement un temps assez long pour parcourir ses phases. La migration du pigment se fait d'une manière en quelque sorte insensible et suit une marche toute différente de celle que nous avons décrite dans la forme précédente.

Dans celle-ci, la pigmentation commence par le périphérie et s'étend concentriquement vers le centre, mais sans l'atteindre ordinairement. Dans la forme inflammatoire, on n'observe aucune régularité dans la disposition du pigment ; il se dispose aussi bien tout autour de la papille et de la macula que vers l'ora serrata. Il semblerait même affectionner la région de la tache jaune ; car, dans presque dans tous les cas, nous avons trouvé cette partie altérée.

Les deux figures font ressortir cette différence.

Pathogénie. — Une foule d'hypothèses ont été émises pour expliquer la présence du pigment dans la rétine ; elles peuvent se réduire à trois principales, que M. Mouchot a bien exposées dans sa thèse :

1° Le pigment vient de la choroïde. Schweigger, Junge Müller, Bolling Pope (1), Wecker, Testelin et Warlomont admettent cette manière de voir, tout en différant sur le processus.

(1) Ophthalmic hospital reports, 1863, IV, 36.

Pour Schweigger, tantôt ce sont des excroissances exsudatives qui ont pris naissance dans la choroïde, ramollissent et détruisent peu à peu le tissu rétinien et y déposent le pigment en voie de prolifération. Tantôt ce sont les couches granulées de la rétine qui subissent l'hypergénèse, et vont en proéminant du côté de la choroïde lui enlever son pigment. Wecker est de cette dernière opinion.

Junge (1) admet une atrophie primitive des couches externes de la rétine, quelle qu'en soit la cause. Par suite, les vaisseaux rétiniens arrivent au contact de la couche épithéliale interne de la choroïde. Le mouvement circulatoire fait gonfler l'épithétinus ; les cellules éclatent, les granulations mises en liberté se répandent dans la rétine, spécialement le long des vaisseaux. Cette hypothèse, comme on le voit, ne manque pas d'originalité.

2° Le pigment provient d'une extravasation sanguine : cette opinion appartient à M. Müller (2). Junge et Schweigger la regardent comme plausible ; elle a été réfutée par Donders qui, dans un cas de rétinite pigmentaire, a examiné tous les vaisseaux avcc un soin particulier, et n'a trouvé ni rupture ni pigment dans leur intérieur. Nous nous sommes livré à un examen semblable dans notre cas de rétine tigrée congénitale, et nous sommes arrivé aux mêmes résultats que Donders.

3° Le pigment se forme spontanément dans la rétine. Donders est le premier qui ait écrit cette opinion, à laquelle se range M. Mouchot. Schweigger a lui-même rencontré un malade chez lequel la choroïde ne présentait aucune altération.

Opinion mixte. — Il ressort de nos recherches qu'aucune de ces opinions ne doit être adoptée exclusivement. Schweigger, frappé de la dissemblance qu'offrent entre elles des affections qui n'ont pour lésion commune que la présence du pigment

(1) Archiv für Ophthalmie, 1859.
(2) Idem, 1858. Würb. med. Zeitschrift, 1862.

dans la rétine, est obligé de multiplier les hypothèses. Testelin et Warlomont, dans le supplément à l'ouvrage de Mackenzie, admettent deux sources de provenance : une inflammation chronique de la rétine, et une infiltration spontanée produite par les vaisseaux, etc., etc.

En admettant notre division, le doute cesse, et les différences que présentent les recherches des auteurs sont faciles à comprendre. Donc, suivant nous, deux mécanismes :

1° *Développement spontané du pigment dans la rétine.* C'est une anomalie congénitale : nous en donnons plus loin deux observations, dont l'une avec autopsie, et nous la faisons suivre d'une troisième où nous avons trouvé *du pigment dans la papille* chez un petit albinos de 15 mois.

OBSERVATION XXVII.

Rétine pigmentée congénitale; nyctalopie.

Henri Pierre, âgé de 39 ans, tempérament robuste, exerçait la profession de déménageur, rue Bichat.

Cet homme n'a jamais eu ni ophthalmie, ni blépharite, mais dès son plus jeune âge la vision chez lui a été très-bornée : c'est à peine si on a pu lui apprendre à lire les gros caractères; il n'a jamais pu écrire. Le champ visuel étant très-limité, il était obligé de tourner la tête autour de lui pour voir les objets. Cette habitude le rendait singulier, et, à le voir marcher dans la rue, clignant de l'œil, les mains placées devant les sourcils, en guise d'abat-jour, la tête se portant à droite, à gauche, pour explorer le terrain, on le prenait facilement pour un maniaque, bien qu'il ne fût pas dénué d'intelligence.

Il appréciait mal les distances; les objets placés à quelques mètres lui paraissaient très-éloignés. Etant palefrenier dans un établissement important de déménagements, et ayant souvent 50 à 60 chevaux à panser, il s'acquitait de sa tâche avec la plus grande exactitude. Chose singulière, il voyait moins bien les chevaux blancs que les noirs, pendant le jour, tandis que la nuit, c'était l'inverse. Mais si durant le jour il avait peine à se conduire, se heurtait contre les personnes, au coin des rues, avait toujours peur d'être écrasé, la nuit, au contraire, il exécutait avec facilité de longues courses, allait seul à Ménilmontant, chez son père, revenait de même et se garait parfaitement des voitures, même dans les rues les plus encombrées. Son frère m'a affirmé plusieurs fois que, la nuit, Pierre voyait beaucoup mieux que lui ; il descendait à la cave, sans lumière, faisait des commissions en ville sans se tromper, lisait les numéros des rues et ne s'égarait jamais.

Dans la cour du magasin, dès que le soir arrive, les voitures rentrent, et sont tassées dans un espace relativement restreint, souvent même il reste à peine le passage d'un homme. Eh bien, Henri qui, le jour, était sûr de se cogner partout et de tomber à chaque pas, trouvait la nuit son chemin mieux que personne. Aussi, comme cette singulière faculté se développait chez lui de plus en plus, il avait pris le parti, depuis plusieurs années, à dormir pendant le jour, et, dès la nuit, on le voyait vaquer à tout, soigner les chevaux et garder la maison.

Je m'appesantis sur ce point que je tiens à bien établir, car il peut nous donner l'explication de faits jusqu'à présent peu connus : tous les auteurs assignent à la rétinite tigrée, comme symptôme principal, l'*héméralopie;* Or, Henri était, au contraire, presque exclusivement *nyctalope.*

Examen ophthalmoscopique. Les deux yeux offrent des lésions tout à fait identiques. Il me suffira de décrire l'un d'eux :

Papille petite, mais régulièrement conformée; vaisseaux fins et peu nombreux, faciles à suivre jusqu'à la zone pigmentée, où la plupart semblent se terminer. A la partie supérieure, on en voit un se continuer par un cordon blanchâtre, preuve évidente qu'il est oblitéré. A la partie inférieure, on en suit deux jusqu'à la périphérie de la rétine.

La zone pigmentée commence, en dehors de la papille et de la macula, à une distance qui égale deux fois environ le diamètre de la papille, de sorte qu'on trouve au milieu une surface ovalaire qui en est complétement dépourvue. Partout ailleurs, et jusqu'à l'ora serrata, la rétine est infiltrée de dépôts pigmentaires du plus curieux aspect, disposés deux par deux en séries régulières, séparés par des espaces plus clairs. On les voit s'envoyer réciproquement des prolongements et circonscrire ainsi des espaces de 5, 6, 7 et 8 côtés. On ne trouve que trois endroits situés, l'un, près de la circonférence interne, l'autre vers le milieu de la zone pigmentée, où le pigment s'est accumulé d'une manière presque uniforme; partout ailleurs les grains ont à peu près le même volume et la même configuration; ce sont des triangles et des quadrilatères dont les angles s'effilent en minces prolongements.

La *choroïde* n'est pas plus exempte d'altérations dans les parties circumpapillaires, où l'absence de pigment rétinien permet de l'étudier ; elle est d'un rouge orangé pâle : quelques-uns de ses vaisseaux sont visibles.

Chez ce malade, le champ visuel devenait de jour en jour plus restreint ; il est probable que le pigment envahissait progressivement les parties saines de la rétine, et s'il eût vécu plus longtemps, il lui serait survenu une cécité complète. Mais un accident imprévu vint mettre fin à ses jours et nous procura l'occasion d'en faire l'autopsie. Il tomba sur le pavé de la rue de la hauteur d'un premier, et se fit une rupture de la plupart des organes abdominaux : foie, reins, rate. L'hémorrhagie qui en fut la suite amena une mort presque instantanée. J'ai présenté les pièces anatomiques de cet homme, ainsi que des préparations de ses rétines à la société anatomique. L'examen de ses rétines nous permit de constater à l'œil nu tout ce que l'ophthalmoscope m'avait démontré planche II. fig. 4. De plus, nous avons pu constater, à l'aide du microscope, que la plupart des vaisseaux rétiniens n'étaient perméables au sang que dans la zone centrale non pigmentée. En arrivant dans celle-ci, les capillaires ne contenaient plus que des granulations graisseuses, brillantes, et quelques globules de sang racornis ; en plusieurs points, les parois étaient épaisses et *infiltrées elles-mêmes de pigment*. Ceux qui nous avaient apparu à l'ophthalmoscope sous forme de cordons blanchâtres étaient presque complétement oblitérés. C'était leur membrane adventice, extrêmement épaissie, qui leur donait cet aspect brillant.

OBSERVATION XXVIII.

Rétine pigmentée probablement congénitale ; choroïdite atrophique accidentelle.

Le nommé Heitz (Charles), âgé de 43 ans, carrier, entre le 22 octobre 1867 à l'hôpital Saint-Louis, salle Sainte-Marthe, n° 9.

Cet homme n'a jamais joui, même dans sa jeunesse, d'une vue très-développée ; étant à l'école il ne pouvait pas lire sur le tableau ; soldat, pour tirer à la cible, il fallait que le but ne fût pas éloigné de cinquante pas.

Cultivateur jusqu'à la conscription, il est resté soldat jusqu'à 27 ans. De 27 à 29 il vint à Paris et travailla dans les cuisines à laver la vaisselle, près du feu. Il y restait souvent jusqu'à une heure du matin, continuellement éclairé par le gaz. A 29 ans, il quitte ce métier pour entrer comme infirmier militaire au Val-de-Grâce ; à 32 ans, il devient carreyeur de sable. Cetie profession, l'une des plus pénibles qui existent, exige presque toujours en hiver un séjour dans l'eau jusqu'aux chevilles, tandis qu'en été on a à supporter une poussière fine tellement épaisse que parfois, dit-il, les hommes placés à 2 mètres les uns des autres ne se distinguent pas. Ce sable, échauffé par le soleil, la profondeur des carrières empêchant l'accès de l'air, communique à l'atmosphère une telle chaleur que les cas d'insolation mortelle n'y sont pas rares; aucun ouvrier ne peut continuer ce métier plus de 5 à 6 ans.

Il n'est pas étonnant que, soumis à cette influence depuis 3 mois, le malade ait vu sa vision s'affaiblir d'une manière sensible par suite d'une *choroïdite atrophique* progressive ; ses camarades, le soir, étaient obligés de lui donner le bras. Sa myopie progressive coïncidait avec des étourdissements fréquents, mais peu de céphalalgie. Depuis 18 mois il ne peut plus travailler, il reste chez lui, puis rentre le 17 novembre 1866 dans le service de M. Guérin, où on le soumet à l'usage des purgatifs et des bains. Il en sort le 4 février 1867, et depuis il n'a pas vu de médecin.

L'œil droit présente les lésions suivantes : papille petite, oblongue transversalement, d'une coloration rougeâtre, uniforme, à contours bien marqués, entourée de tous côtés par un staphylôme postérieur d'un blanc éclatant. A la partie supérieure, le staphylôme est plus grand que la papille. Tout autour la limite choroïdale est accusée par un cercle de pigment. En dehors, la choroïde présente une atrophie assez avancée, le pigment inégalement réparti, disposé par lignes et par points, présente ce qu'on appelle la macération. Les vaisseaux sont très-pâles ; beaucoup même sont oblitérés, par places la coloration est jaune pâle. A partir d'un point situé immédiatement en dehors de la macula, la rétine offre une zone pigmentée d'une régularité parfaite et qui se trouve partout à égale distance de la papille. Le pigment offre absolument la même disposition que celui décrit plus haut, et figuré il affecte la forme de triangles, de quadrilatères, de cônes, envoyant des prolongements qui les relient entre eux. Ce réseau est serré ; néanmoins on peut apercevoir facilement dans l'intervalle le pigment choroïdien, qui présente des stries d'un brun foncé s'irradiant de la papille à l'ora serrata. Le pigment rétinien est beaucoup plus superficiel, plus gros du double et d'un noir éclatant.

Même disposition pour l'œil gauche, le staphylôme est un peu plus étendu.

Etat de la vision. — Le malade voit encore à se conduire pendant la journée, et distingue les gros objets, lit le n° 200 de Giraud-Teulon à 10 centimètres; encore le champ visuel est-il très-limité. — Dès la chute du jour la vue s'abaisse tellement qu'il faut quelqu'un pour le conduire.

La pigmentation congénitale de la papille optique est un fait extrêmement rare ; on n'en connaît que deux observations dans la science, elles sont dues à Liebreich.

Voici le fait qui nous appartient :

OBSERVATION XXIX.

Pigmentation congénitale de la papille optique.

X..,. âgé de 15 mois, entre à la crèche de la salle Saint-Bernard, pour une maladie de sa mère.

Cet enfant est venu au monde avec deux dents incisives; il est albinos à un très-haut degré ; l'uvée n'existe pas, et il est facile d'explorer la rétine à travers l'iris qui est semi-transparent. Dès qu'on projette un faisceau lumineux sur le globe de l'œil, la prunelle paraît rouge, comme chez les lapins blancs.

A l'ophthalmoscope, on constate un dépôt abondant de pigment sur la papille qui est noire dans la plus grande partie de son étendue : c'est à peine si l'on trouve au centre, près de l'émergence des vaisseaux, une toute petite partie qui ait conservé sa teinte rosée habituelle. La pigmentation est surtout très-accentuée sur les bords de la papille.

Le fond de l'œil est d'un rouge orangé clair. Tous les vaisseaux choroïdiens artères et veines, se voient admirablement, et témoignent de l'absence complète du pigment dans cette membrane.

Quant à l'état de la vision, il est difficile de le constater chez un enfant aussi jeune : toutefois il reconnaît bien sa mère, prend les jouets qu'on lui offre. Il a du nystagmus.

2° Développement accidentel du pigment dans la rétine à la suite d'une choroïde-rétinite. Que l'inflammation commence par l'une ou l'autre membrane, que ce soient des excroissances de la rétine qui vont chercher l'épithélium choroïdien (Schweigger, Wecker), ou bien des excroissances choroïdiennes qui vont porter l'épithélium dans la rétine, — peu nous importe en réalité.

Le fait important c'est que le pigment vient de la choroïde, et que tout celui que l'on trouve en plus dans la rétine est en moins dans l'autre membrane. Nous trouvons dans les auteurs nne foule d'obervations qui viennent à l'appui de cette opinion. M. Junge cite deux cas de rétinite pigmentaire où l'examen microscopique lui révéla d'une manière indubitable l'origine inflammatoire du pigment. La rétine et la choroïde adhéraient intimement dans le premier cas ; dans le second, la rétine, la choroïde et même la sclérotique étaient revêtues d'exsudats (*Archiv. für ophthal.*, pages 49-95, 1861).

Scwheigger (*id.* pages 96-111) a examiné deux yeux où la vue s'était perdue par suite d'iritis et de phlegmasie profonde succédant à une opération d'abaissement de la cataracte. Dans les deux cas, soudure de la choroïde et de la rétine, exsudations verruqueuses de la choroïde.

Mooren (*Clinisch. monatsbl.*, 1863) a observé plusieurs fois des troubles étendus de la choroïde, des flocons du corps vitré, des cataractes polaires, etc.

Parmi les cas de rétinites pigmentaires qui se sont présentés à la clinique de M. Desmarres (*An. oc.*, 1863), les uns ont affirmé *qu'ils ne voyaient pas bien depuis leur naissance*, principalement le soir ; les autres ont prétendu que la vue n'avait commencé à se troubler qu'à la suite de maladies graves (fièvre typhoïde, petite vérole).

Bolling Pope, de Virginie (*Ophthalmic Hospital reports*, p. 76, *An. oc.*, 1866) a publié un cas avec autopsie de rétinite pigmentaire sur un enfant de 7 mois, mort de syphilis héréditaire et de phthisie, et ayant été atteint de l'ophthalmie des nouveau-nés. Dans tout l'hémisphère postérieur, la rétine était très-épaissie et infiltrée par places de pigment, surtout au niveau des points où la choroïde avait été prise en même temps que la rétine : il y avait des adhérences nombreuses.

Bouchut (*Diagnostic par l'ophthalmoscope*, pages 236-37) cite deux cas recueillis à la clinique de Desmarres. Dans l'un, il y avait derrière le pigment rétinien plusieurs *plaques blanches ir-*

régulières d'atrophie choroïdienne. Dans l'autre, la cornée présentait *une taie* ancienne. Quoique incomplètes, ces observations témoignent des phlegmasies antérieures dans les globes oculaires et sont en notre faveur, d'autant plus que ces hommes avaient joui d'une bonne vue dans leur jeunessse.

Dans tous les cas, il est impossible de méconnaître l'origine inflammatoire. Voyons maintenant nos observations.

OBSERVATION XXX.

La nommé Marguerite Granjean, journalière, âgée de 26 ans, entre à l'hôpital Saint-Louis, salle Sainte-Marthe, lit n° 42.

C'est une blonde, à iris bleu. Cette femme jouissait habituellement d'une bonne santé et d'une vue passable. Elle ne paraît pas avoir eu la syphilis.

Il y a cinq ans environ, elle éprouva, dit-elle, dans l'œil gauche, et sans cause appréciable, une violente inflammation avec éblouissements, éclairs, vives douleurs dans la tempe et au-dessus des sourcils. Au bout de quelques mois, la vue était à peu près perdue. Cette inflammation n'était autre chose qu'une iritis dont nous voyons encore les traces. Un ans après, l'œil droit se prend de la même façon, et malgré un traitement bien approprié, pilules purgatives et calomel à doses fractionnées, elle perd progressivement la vue.

A son entrée à Saint-Louis, nous constatons une atrésie presque complète de la pupille des deux côtés. Une fausse membrane assez épaisse remplit tout le champ de la petite circonférence de l'iris.

La malade voit encore à se conduire assez facilement, mais elle ne peut ni lire, ni coudre. Au milieu du jour, la vue est un peu plus distincte, surtout en regardant de côté.

M. Foucher pratique sur cette malade l'iridectomie des deux côtés et à quinze jours d'intervalle.

A droite, on peut alors constater à travers la pupille artificielle une opacité manifeste du cristallin. Les couches corticales antérieures sont d'un blanc grisâtre ; le noyau, vu à l'éclairage oblique, paraît plus consistant. De ce côté, la vision est à peu près complétement abolie ; la malade ne distingue que le jour des ténèbres et aperçoit à peine une ombre qu'on fait passer entre son œil et la lumière.

Dans l'œil gauche, le stroma et l'épithélium de la choroïde ont subi des modifications considérables. La couche épithéliale interne a disparu ; les vaisseaux sont pâles, minces, assez rectilignes, complétement oblitérés en certains endroits et transformés en lignes jaunâtres. Deux plaques jaune clair, d'une dimension relativement assez grande, occupent la région de la macula.

Mais ce qui frappe le plus, ce sont les altérations de la rétine. Elles consistent en dépôts de pigments, siégeant partout, aussi bien autour de la papille, qu'ils limitent exactement, que vers la macula et à la périphérie. A la place de la macula existe un amas pigmentaire allongé transversalement, irrégulier et tout autour duquel, surtout au-dessus, les éléments de la choroïde sont tellement atrophiés que la sclérotique apparaît par derrière avec sa blancheur normale. Dans la demi-circonférence opposée à la macula, la pigmentation est un peu moins prononcée (c'est l'inverse de ce qu'on observe généralement dans la rétinite pigmentée congénitale). La coloration des taches est d'un noir intense, brillant ; en les examinant avec un fort grossissement, on décompose les groupes en des taches secondaires, formées de petits grains très-fins, qui ne sont eux-mêmes que des amas de cellules. Des groupes partent des prolongements effilés qui se dirigent vers les voisins et les relient entre eux ; un grand nombre sont triangulaires.

Ces taches, par leur disposition, leur forme, leur couleur, diffèrent totalement de celles qu'on trouve dans les choroïdites atrophiques avec macération du pigment ; elles sont plus larges, plus noires, plus irrégulièrement disposées, et une particularité digne de remarque, c'est qu'elles entourent complétement la papille. J'ai constaté maintes fois, de la manière la plus évidente, que les vaisseaux rétiniens passent en avant dans un grand nombre de points, ce qui prouve qu'elles occupent le stroma de la rétine.

Tout nous porte à croire, dans cette observation, qu'à la suite de l'iritis, il se fait une violente choroïdite et même une choroïdo-rétinite ; le pigment choroïdien est venu former des amas dans les couches profondes de la rétine, qui a subi nécessairement un peu d'atrophie. Les vaisseaux sont encore nombreux, mais petits et très-minces ; la papille est d'un jaune pâle, presque uniforme, excepté au centre, au point d'émergence des vaisseaux.

La malade lit le n° 75 de Giraud-Teulon à 10 centimètres.

OBSERVATION XXXI.

Rétinite pigmentaire; choroïdite atrophique.

La nommée Jeanne Caquet, âgée de 70 ans, marchande de parfumerie, entre, le 26 février 1868, à l'Hôtel-Dieu, salle Sainte-Martine, lit n° 2.

Petite vérole à 4 ans. A la suite de cette maladie, elle ne pouvait pas recouvrir le globe oculaire et dormait l'œil ouvert. Cet état était préjudiciable à sa vue. Elle aimait passionnément la lecture et passait des nuits entières à lire des romans et autres livres; à 22 ans, elle perdit la vue sans inflammation et presque subitement. Elle se fit soigner par Carron du Villards; au bout de quelque temps, elle put encore voir à se conduire et lire les gros caractères, mais elle ne pouvait distinguer les numéros des rues, s'égarait quelquefois en chemin; un brouillard lui recouvrait la vue tout à coup, et elle était obligée d'attendre un quart d'heure ou une demi-heure pour reprendre sa route. Les médecins appelaient sa maladie goutte sereine, amaurose.

Cet état dura trente-quatre ans, et, au bout de ce temps, disparut graduellement et spontanément, mais la malade conserva toujours un défaut dans la faculté visuelle; elle marchait de côté, au lieu d'aller devant elle; elle voulait faire de la bijouterie, mais elle manœuvrait sa lime de travers. Néanmoins, elle voyait très-bien à lire en mettant son livre de côté. Elle se met à faire des fleurs artificielles, travaille beaucoup la nuit; sa vue diminue encore, mais le repos l'améliore comme auparavant, elle avait alors 60 ans. Elle n'a jamais eu de maux de tête.

Depuis l'âge de 60 ans, la vue est au point où nous la trouvons aujourd'hui; elle est presque complétement abolie de l'œil droit; avec beaucoup d'attention, la malade lit cependant le n° 70 de Giraud-Teulon, à 10 centimètres. De l'autre œil, c'est-à-dire le gauche, elle lit le n° 30.

L'œil droit présente l'aspect suivant : les taches d'atrophie choroïdienne sont très-nombreuses et de toutes dimensions, répandues sans régularité dans tout le champ visuel. Toutefois, c'est dans la région de la tache jaune qu'elles sont le plus nombreuses et le plus larges.

D'un blanc nacré par places, avec un reflet bleuâtre sur d'autres, elles sont généralement d'un blanc jaunâtre. Trois de ces plaques, situées, l'une en haut et en dehors, les deux autres vers la macula, sont surtout remarquables par leur grandeur et leur blancheur éclatante;

elles sont trois ou quatre fois plus larges que la papille. Entre elles, les vaisseaux choroïdiens semblent oblitérés par places et sont d'un jaune pâle. La rétine offre des altérations remarquables ; elle est infiltrée de pigment depuis la papille qui en est entourée jusqu'à l'*ora serrata*. Ces taches étant absolument semblables à celles que je viens de décrire et de figurer, je m'abstiendrai d'en donner une description détaillée. Je ferai remarquer seulement qu'elles sont plus nombreuses au niveau et autour des staphylômes postérieurs. La papille offre à peine la moitié de la dimension normale ; les vaisseaux rétiniens sont assez nombreux, mais petits et peu ramifiés.

L'œil gauche n'offre rien de semblable. La papille et les vaisseaux sont normaux. Le fond de l'œil est louche ; les vaisseaux choroïdiens sont très-apparents. En somme, il n'y a qu'un peu d'atrophie choroïdienne.

OBSERVATION XXXII.

Rétinite pigmentaire ; irido-choroïdite.

Le nommé Boucton, âgé de 48 ans, entre, le 25 septembre 1867, à l'hôpital Saint-Louis, salle Sainte-Marthe, lit n° 2.

Cet homme a travaillé pendant vingt-cinq ans à la fabrication des vins mousseux. Cette profession exige le séjour dans les caves, dans une humidité constante et à une lumière artificielle.

Il conserve une bonne vue jusqu'à 18 ans. A cette époque, un fragment de verre pénètre dans son œil droit et y détermine une violente inflammation ; obligé de suspendre son travail pendant deux mois, il n'a jamais recouvré une vision parfaite de ce côté.

Maintenant, il ne fait que distinguer les gros objets et compter ses doigts ; mais, chose singulière, pour qu'il puisse voir un objet, il faut que celui-ci soit placé à une distance ordinaire, du côté externe de l'œil, car de face et du côté interne il ne voit pas. Nous en verrons bientôt la cause.

L'œil gauche a reçu, il y a dix-huit ans, un coup de bouchon d'eau de Seltz ; la cécité fut complète pendant trois semaines ; les antiphlogistiques lui rendirent la vue, et, au bout de quelques mois, il put reprendre ses travaux.

Depuis trois ans, sa vision baisse d'une manière progressive, par suite, dit le malade, de la suppression d'hémorrhoïdes fluentes. Il accuse du brouillard, de la diplopie ; depuis neuf mois, il ne peut plus lire, et, depuis sept, il a été obligé de cesser tout travail.

Dans l'œil gauche, le cristallin est atteint d'une cataracte lenticulaire, étoilée, déjà assez avancée pour ne pas permettre l'éclairage ophthalmoscopique.

Dans l'œil droit, le champ papillaire offre trois cônes pseudo-membraneux, situés, deux à son côté externe et six à son côté interne, provenant d'une ancienne iritis et qui contractent la vue de ce côté. Pas de synéchies.

Ces pseudo-membranes n'empêchent pas l'examen ophthalmoscopique, et on peut constater une choroïdo-rétinite d'un aspect tigré magnifique. La papille, atrophiée, surtout dans sa moitié externe, est d'un blanc pâle, sur lequel on distingue de petits points bleuâtres, formés par la lame criblée. Une seule veinule existe en haut. En bas, on trouve une artériole et une veine; encore ces vaisseaux sont-ils d'une petitesse extrême; à peine s'ils émettent dans leur parcours deux ou trois ramifications, et ils se perdent avant d'arriver à la périphérie de la rétine. Les vaisseaux choroïdiens sont aussi en très-petit nombre, espacés et séparés par des intervalles d'un jaune pâle. La région de la macula et toute la moitié externe de la rétine offrent à peu près leur coloration rouge normale, mais entre la macula et la pupille on remarque une tache de pigment large comme la papille, ayant la forme d'un quadrilatère, dont les angles se prolongeraient en pointe. Depuis la macula jusqu'à l'*ora serrata*, la rétine est infitrée de dépôts pigmentaires; dans sa moitié externe, elle paraît mieux conservée. La teinte générale est moins pâle, l'infiltration de pigment moins considérable; du reste, la choroïde a conservé sa couche épithéliale interne dans presque toute son étendue et ne montre quelques vortices qu'à la périphérie. Cette disposition nous explique pourquoi cette partie est encore restée sensible et permet un certain degré de vision.

Dans cette observation, nous constatons de la manière la plus évidente l'origine inflammatoire de la pigmentation rétinienne; et la suite de la blessure par un fragment de verre, de violentes douleurs se déclarent, l'œil devient rouge, gonflé. Les pseudo-membranes pupillaires, qui persistent encore, nous permettent de conclure à une crido-choroïdite. La rétine a reçu le contre-coup du traumatisme; qu'elle soit enflammée d'une manière aigue ou lente, peu importe, elle s'est laissée pénétrer par le pigment choroïdien et il est à remarquer que c'est précisément dans les endroits où la choroïde est le moins malade, le plus pourvue d'épithélium que la rétine offre une pigmentation moins marquée. Il semble donc bien claire qu'il n'y a pas eu ici production de pigment nouveau, mais transport et irrégulière répartition du pigment choroïdien normal.

OBSERVATION XXXIII.

Rétinite pigmentaire ; atrophie choroïdienne.

La nommée Podevin (Marie), âgée de 82 ans, est couchée au n° 15, salle Saint-Antoine, service de M. Cruveilhier.

Réglée à 11 ans ; ménopause à 44 ans, 14 enfants. Elle raconte qu'en 1829 elle perdit complétement et subitement la vue. Au moment d'une époque cataméniale, elle éprouva une grande émotion causée par la mort subite d'une fille ; ses règles alors s'arrêtèrent et elle devint et resta complétement aveugle pendant 6 ans, au bout desquels elle finit par voir de l'œil droit. Elle dit n'avoir jamais eu d'étourdissements ni de bourdonnements d'oreille, mais elle sait qu'après son accident, on lui mit des sangsues à l'anus et un séton au cou.

Examen ophthalmoscopique le 23 mars. *OEil gauche.* — Elle ne distingue pas le jour de la nuit. Atrophie choroïdienne. Pas d'opacité cristallinienne. Vaisseaux de la papille peu apparents. La papille est atrophiée. Pigmentation diffuse du fond de l'œil en forme de traînées irrégulières. Les plaques de pigment ne rappellent pas la forme des ostéoplastes.

OEil droit. — Papille mal limitée, quelques plaques d'atrophie choroïdienne. Pas de pigmentations rétiniennes. Vaisseaux papillaires peu dilatés.

Nota. — Cette observation m'a été communiquée, ainsi que les deux suivantes par mon excellent collègue Huchard, interne à la Salpêtrière.

OBSERVATION XXXIV.

Atrophie choroïdienne ; pigmentation rétinienne datant de l'enfance.

Coudou (Marie) âgée de 24 ans, bien constituée, est atteinte d'une cécité complète, datant de l'enfance. Née de parents bien portants, non atteints de syphilis, d'un mariage non consanguin. Pas de sourds-muets dans sa famille. Mère morte à 47 ans d'une maladie indéterminée. Le père a une très-bonne vue ; ni frère ni sœur. Menstruation à 15 ans et demi ; toujours bien réglée.

La malede ne distingue pas le jour de la nuit.

3 mars. *Examen ophthalmoscopique* par MM. Cruveilhier et Galezowski. Opacité centrale, capsulaire postérieure, ce qui, selon M. Galezowski, existe dans toutes les rétinites tigrées. Pas d'atrophie de la papille qui est rouge. Atrophie choroïdienne. Pigmentation rétinienne. Les taches de pigment paraissant petites, irrégulièrement distribuées, ressemblant à des ostéoplastes, arrivent jusqu'à la papille. L'opacité de la capsule paraît plus prononcée à gauche qu'à droite.

Nous avons vu nous-même cette malade à la Salpêtrière, et nous pensons que la pigmentation rétinienne est due ici, comme dans nos autres observations, à une choroïdo-rétinite survenue peu après la naissance. Malheureusement nous manquons de renseignements à cet égard, et la malade ne peut nous en fournir. Pour émettre cette opinion, nous nous fondons sur l'opacité postérieure du cristallin qui survient toujours après une inflammation de la choroïde, d'où la lentille tire sa nutrition. Cette malade ne présentait non plus aucune anomalie congénitale.

OBSERVATION XXXV.

Rétinite pigmentaire; légère atrophie choroïdienne.

La nommée Chevalier (Marie), âgée de 39 ans, entre le 13 janvier 1868, à l'infirmerie, salle Saint-Antoine, n° 4, pour une affection utérine. Engorgement, latéro-version droite de l'utérus, névralgies intercostale et ilio lombaire. Elle est atteinte d'une cécité incomplète.

La malade raconte qu'il y a treize ans elle eut une maladie d'yeux à la suite de laquelle elle perdit la vue. Elle paraît avoir eu alors des douleurs circum-orbitaires assez vives. Depuis ce temps, elle voit à peine pour se conduire, et lorsque vient la nuit la nuit, elle est comme frappée d'une cécité complète. Rien dans les antécédents. Cas d'opacité de la cornée. Pupilles normalement dilatées.

Examen ophthalmoscopique. OEil gauche. — Papille blanche. Atrophie des vaisseaux de la papille. Celle-ci est déformée. Pigmentation rétinienne.

OEil droit. — Papille plus atrophiée. Les dépôts de pigment sont plus nombreux et plus considérables.

Aux deux yeux, cette pigmentation est irrégulière. Les points pigmentaires ressemblent à des ostéoplastes; ils avoisinent la papille; quelques-uns en grand nombre se remarquent même sur les bords, et se distribuent également dans le fond de l'œil. Choroïde pâle, pigment résorbé par places.

Cette obsorvation, comme on le voit, a la plus grande analogie avec celle qui fait le sujet de notre planche.

OBSERVATION XXVI.

Rétinite pigmentaire; plaques artophiques de la choroïde. (Communiquée par M. Delens.)

Jean Luçon, âgé de 61 ans, colporteur, entré à l'Hôtel-Dieu d'Angers dans le courant de novembre 1861, a été couché au n° 70 de la salle Henri II, service de M. le Dr Mirault.

Cet homme a été admis pour un anthrax du dos présentant peu de gravité; mais l'état de sa vue, très-affaiblie depuis une dizaine d'années, a engagé à pratiquer l'examen ophthalmoscopique, qui a fait reconnaître des altérations des membranes profondes.

Comme antécédents, cet homme, qui a été marié pendant vingt-deux ans, n'offre rien à noter de particulier, à part une blennorrhagie contractée dans sa jeunesse et qui a duré fort longtemps. Pas de symtômes de syphilis; le malade affirme n'avoir jamais fait d'excès alcooliques.

Sa vue a toujours été fort bonne jusqu'en 1852, et il pouvait sans se fatiguer faire des travaux délicats de menuiserie.

Dans l'automne de 1852, après une journée de travail passée comme à l'ordinaire et une nuit qui n'offrit rien de particulier, il se réveilla presque aveugle, distinguant avec peine les objets.

Il fut traité par des saignées, des révulsifs, séton, vésicatoire à la nuque, pendant trois mois; sa vue s'améliora un peu, et depuis elle a encore fait quelques progrès.

Aujourd'hui, il y voit assez pour se conduire, mais il lui est impossible de distinguer les objets avec quelque netteté, et il dit être hors d'état de reconnaître les personnes. En outre, les objets verticaux placés à une certaine distance lui semblent tous inclinés vers la gauche.

L'examen extérieur de l'œil ne présente rien de remarquable; la pupille est un peu dilatée, mais l'iris suffisamment contractile.

L'épreuve des phosphènes ne donne que des résultats douteux; cependant le phosphène temporal paraît plus nettement perçu que le phosphène frontal.

A l'ophthalmoscope (image renversée) l'œil droit présente une coloration normale de ses membranes profondes.

Rien sur le trajet des vaisseaux, les artères seulement sont grêles. Dans le voisinage de la *macula lutea* existent des taches pigmentaires séparées par des intervalles plus blancs que les parties environnantes et formant un îlot de forme irrégulièrement elliptique. Ces taches pigmentaires sont sur le trajet d'une artère que l'on retrouve au-delà de l'îlot (1). Au-dessus et au-dessous de cet îlot principal on en voit deux autres plus petits situés dans l'angle de bifurcation de deux branches dont l'une veineuse.

On ne constate pas d'altération dans la moitié de la rétine située en dedans de la papille. Celle-ci est pâle, petite ; les éléments nerveux ont subi certainement une atrophie déjà avancée.

Du côté gauche, mêmes altérations, mais un peu moins marquées. Dans le voisinage de la macula, taches petites, irrégulières, formant un groupe assez étendu transversalement. Quelques points décolorés séparent les petits groupes de taches. On en retrouve d'autres en plusieurs points assez éloignés de la rétine. La papille offre les mêmes altérations que du côté droit.

Réflexions.— Cette circonstance, jointe à leur coloration d'un noir éclatant, à leur forme angulaire et à la striation manifeste qu'elles présentent, ne nous laisse aucun doute sur leur siége dans les parties les plus internes de la rétine.

Il est maintenant facile de nous rendre compte de ce qui s'est passé chez cet homme. Il a été atteint d'une rétino-choroïdite double ayant intéressé la moitié externe, et plus spécialement la région de la macula. Dans ces points il s'est fait une atrophie de la choroïde et un transport de son pigment dans la rétine.

SYMPTOMATOLOGIE.

Les symptômes se divisent en *subjectifs* et en *objectifs*. Ils doivent être examinés dans la rétine *tigrée congénitale* et dans la *rétinite pigmentaire.*

1° *Rétine tigrée congénitale.* — Les symptômes subjectifs sont au nombre de deux principaux : le rétrécissement concentrique graduel du champ visuel, et une anomalie de la vision consistant en *héméralopie* et quelquefois *nyctolopie.*

Les malades racontent que, dès leur bas âge, ils ont eu une

faiblesse marquée de la vision. Celui qui fait le sujet de l'observation XXVIII ne put jamais apprendre à écrire ; il ne lisait que les grosses lettres de l'alphabet. C'est là une exception, la plupart ne voient pas de très-loin, mais à de faibles distances leur vue est nette, ils peuvent distinguer même les plus petits objets ; et ils sont quelquefois longtemps avant de se plaindre.

La pigmentation, comme nous l'avons dit, suit une marche progressive ; la zone se rapproche de plus en plus de la papille, et en même temps le champ visuel se rétrécit. Le malade étant au théâtre, par exemple, voit très-bien les acteurs situés au milieu de la scène, mais ne distingue pas ceux qui se tiennent sur les côtés. Lorsque le rétrécissement a acquis un degré assez considérable, la gêne qui en résulte pour la vision donne à la physionomie un aspect singulier. Lorsqu'ils marchent dans la rue, ils se heurent à chaque instant aux objets qui ne sont pas devant eux ; la crainte de tomber leur imprime un air inquiet ; ils portent à chaque instant la tête de côté et d'autre, agitent leurs yeux dans diverses directions pour embrasser dans l'espace le plus de surface possible et remédier au défaut de perception latérale. Ils prennent aussi l'habitude de mouvements oscillatoires des globes qui deviennent alors permanents.

Lss symptômes étaient extrêmement marqués dans notre observation XXV.

Le rétrécissement du champ visuel n'est pas toujours en rapport avec l'étendue de la pigmentation révélée par l'ophthalmoscope.

De Graefe a observé deux cas où la vision centrale était conservée, et tout autour du centre existait un cercle où la vue était passable ; puis en dehors toute perception avait disparu (1).

Mooren a constaté de même un cas où la vue était abolie dans une étendue de trois pouces (2).

Il n'est peut-être pas inutile d'indiquer ici la manière de me

(1) Archiv f. Ophth., 1858, t. IV, p. 250.
(2) Ophth. Beobacht.

surer le champ visuel. Il suffit de placer le malade devant un tableau noir, et avec de la craie de tracer au centre un point blanc. Pendant que le malade a les yeux fixés sur ce point, on promène la craie tout autour, et l'on note par un trait les parties où elle n'est plus perçue. En les réunissant ensuite pur une ligne, on a une mesure exacte du champ visuel à telle distance.

Un second symptôme qui a été regardé comme constant est l'*héméralopie*, c'est-à-dire vision pendant le jour. Dès que la nuit arrive, le malade cesse d'avoir la perception des objets. C'est d'après Wecker, le seul symptôme que les malades accusent pendant un certain nombre d'années.

Dans notre observation XXV, le malade, au lieu d'offrir de l'héméralopie, était au contraire *nyctalope,* c'est-à-dire qu'il y voyait à peine pendant le jour et avait pendant la nuit une vue très-développée. Ce singulier phénomène a été très-rarement noté, et nous n'avons trouvé dans la science aucune observation où l'examen ophthalmoscopique ait été fait sur le vivant et contrôlé par l'autopsie. Aussi lui donnons-nous tous les développements désirables (planche II, fig. 4). Le malade ne savait pas en même temps apprécier les couleurs, il était palefrenier et ne distinguait pas les chevaux blancs d'avec les chevaux noirs.

Tels sont les symptômes subjectifs que l'on remarque dans la rétine pigmentée congénitale. Sont-ils caractéristiques? Évidemment non lorsqu'ils sont isolés; mais réunis, ils constituent une grande somme de probabilités, surtout lorsqu'ils ont commencé dès l'enfance, et se sont accentués de plus en plus en avançant vers l'âge mûr.

Symptômes objectifs. — Le malade présente presque toujours quelque anomalie extérieure et congénitale du côté des yeux, c'est du nystagmus ou du strabisme. Le globe de l'œil n'offre rien de particulier à part une contraction habituelle de la pupille et une augmentation de la profondeur de la chambre antérieure (Mooren).

Mais l'ophthalmoscope révèle dans la rétine les signes caractéristiques de l'affection, c'est-à-dire la présence de nombreux amas de pigment. Celui-ci occupe une zone qui entoure le macula lutea et le nerf optique, et par conséquent est plus considérable en dehors qu'en dedans. Il consiste en des taches d'un noir intense, à formes variées, mais toujours anguleuses sur les bords. Avec un fort grossissement, on peut décomposer les amas pigmentaires en granulations et en cellules isolées, Ils s'envoient des prolongements plus ou moins longs et ténus qui relient les angles d'un groupe à ceux du voisin. Aussi cette disposition les a-t-elle fait comparer à de ostéoplastes considérablement grossis. La figure que nous donnons représente parfaitement l'état de la rétine.

La quantité de pigment est extrêmement variable, mais dans la rétine tigrée congénitale, il forme toujours une zone complète qui commence par la périphérie de la rétine et s'étend ensuite d'une manière concentrique vers la papille.

La papille est ordinairement pâle, les vaisseaux sont très-amincis, le fond de l'œil est d'un rouge orange clair, tous symptômes d'une anémie considérable de la rétine.

Les vaisseaux, en effet, étant oblitérés à leur entrée dans la zone pigmentée, comme nous l'avons dit, la circulation devient extrêmement faible, et les veines s'atrophient complétement. Quelquefois on peut les suivre sous forme de cordon blanchâtre à travers les intervalles laissés libres par le pigment. Celui-ci est ordinairement plus abondant dans leur voisinage ; un grand nombre d'observateurs ont insisté sur ce point ; parfois les petites artères arrivées dans la zone se recouvrent complétement de pigment, et l'observateur cesse de les distinguer.

La choroïde ne présente ordinairement aucune lésion ; ce n'est pas à dire, cependant, que les gens qui portent une rétine tigrée ne soient soumis comme les autres aux influences extérieures, et ne puissent avoir des choroïdites, mais elles sont toujours accidentelles et postérieures à la pigmentation. C'est ainsi que le malade de l'obs. 26 offrait une choroïdite atrophique disséminée, mais celle-ci était générale aussi bien dans la zone pigmentée que dans celle qui ne l'était pas ; cet état s'expliquait très-bien par la profession du malade.

On remarque quelquefois un staphylôme postérieur plus ou moins développé : Mooreu donne de ce fait l'explication suivante : « Si l'individu est atteint de myopie, il ne peut voir les objets qu'à une faible distance. Mais alors, si le champ visuel est rétréci, les objets projetteront sur la rétine une image trop étendue pour la portion restée saine, alors les malades sont obligés d'éloigner de nouveau les objets. Il en résulte une grande incertitude dans la vision et une sorte de lutte entre les objets rapprochés et éloignés. Dans ce combat physiologique, on voit alors se développer un staphylôme postérieur pour remédier à l'état de la vision.

II. *Rétinite pigmentaire.* — Dans cette affection, la symptomatologie est essentiellement différente. Les malades n'offrent point de difformités congénitales ; ils ont joui d'une vue normale jusqu'à une époque parfaitement déterminée, et s'ils présentent un rétrécissement du champ visuel et de l'héméralopie, ces phénomènes ne sont jamais liés l'un à l'autre, mais accidentels, et manquent du reste dans le plus grand nombre des cas. Ils ne se rencontraient dans aucune de nos observations.

L'affection débute par une rétino-choroïdite ordinaire ; la vue se perd au milieu de symptômes inflammatoires, et ne revient pas à son état normal lorsque les phénomènes aigus sont passés. Les malades ont fréquemment des sensations subjectives telles que vision de mouches, d'étincelles, etc.

Van Trigt a signalé la coïncidence de la rétinite pigmentaire avec une opacité siégeant vers le pôle postérieur du cristallin. On comprendra facilement la production de cette cataracte dans notre seconde forme de pigmentation rétinienne, si l'on se rappelle toute l'influence que la choroïde exerce sur la nutrition du cristallin. Depuis les recherches de Cusco, la coïncidence d'une opacité de la lentille avec une atrophie choroïdienne est devenue pour ainsi dire classique.

L'iris présente très-souvent des traces d'une inflammation antérieure : synéchies, atrésie pupillaire, fausses membranes.

Souvent aussi il y a des taches de la cornée.

A l'ophthalmoscope, les lésions les plus remarquables occupent souvent la choroïde ; et la rétine présente à peine quelques taches de pigment. D'autres fois les lésions sont également développées dans les deux membranes. Les dépôts pigmentaires offrent la même forme que précédemment, mais ils ne sont pas aussi régulièrement disposés et présentent des amas d'autant plus considérables que la choroïde est plus atrophiée. En second lieu, le pigment est presque toujours abondant autour de la papille dont la limite se trouve ainsi très-nettement accentuée. La région de la macula est presque toujours atteinte.

La choroïde a subi une atrophie plus ou moins avancée, l'épithélium a disparu en totalité et en partie de la chorio-capillaire ; un certain nombre de vaisseaux sont oblitérés et ont subi la transformation graisseuse, de sorte que les taches noires ressortent admirablement sur le fond pâle ou jaunâtre du fond de l'œil.

MARCHE ET TERMINAISONS.

La rétine tigrée congénitale tend sans cesse à s'accroître et conduit presque fatalement les individus qui en sont atteints à une cécité complète. Ce fâcheux résultat arrive ordinairement vers l'âge de 40 à 50 ans. Cependant, dans quelques cas, la la marche est plus rapide, M. Wecker (1) a rencontré une perte absolue de la vue chez une petite fille de trois ans. Elle occupe toujours les deux yeux à la fois, mais à des degrés divers, et la marche peut être beaucoup plus rapide d'un côté que de l'autre.

La rétinite pigmentaire peut aussi devenir progressive, mais

____

(1) Wecker, loc. cit., p. 356.

la plupart du temps elle arrive très-vite à un état qui reste stationnaire et ne s'aggrave pas. Le pronostic est donc peut-être un peu moins déplorable.

Diagnostic. — Il faut d'abord établir que le pigment siége bien dans la rétine. En second lieu, nous différencierons l'une de l'autre les deux formes que nous avons établies.

Les taches pigmentaires de la rétine diffèrent de celles de la choroïde par leur coloration d'un noir éclatant ; les secondes sont plutôt brunes, ou d'un rouge foncé. Les premières sont placées sur un plan plus antérieur, recouvrent et cachent en partie les vaisseaux, sont en groupes variés, à forme angulaire, et s'envoient des prolongements réciproques.

Le pigment choroïdien est sur un plan postérieur aux vaisseaux rétiniens, que l'on peut suivre sans interruption jusqu'à l'ora serrata ; les amas sont plus petits en général, ne sont pas ramifiés, et sont dirigés tous vers la papille en séries assez régulières, comme les rayons d'une roue autour de l'essieu.

DIAGNOSTIC DIFFÉRENTIEL DES DEUX FORMES.

Rétine pigmenteuse ou tigrée.	*Rétinite pigmentaire.*
1° Elle est congénitale et souvent accompagnée de diverses anomalies. Les deux yeux sont pris en même temps.	1° Survient accidentellement à tout âge. Peut n'attaquer qu'un œil.
2° Aberration de la vision (héméralopie, nyctalopie) et rétrécissement du champ visuel à peu près constant.	2° Peut présenter les mêmes phénomènes, mais exceptionnellement.
3° Pigment disposé en zone concentrique à la papille et à la macula, et s'arrêtant en dehors de celles-ci.	3° Pigment irrégulièrement reparti, siégeant plus souvent autour de la papille et dans la région de la macula.
4° Absence de lésions choroïdiennes et autres.	4° Lésions choroïdiennes constantes. Souvent iritis et kératite.
5° Marche lente et progressive conduisant à une cécité complète.	5° Marche plus rapide. Une fois établie, reste souvent stationnaire.

Rétinite myctalopique. — *Le rapport sur la clinique ophthalmologique de l'Université de Vienne,* 1863 à 1865, analysé par
le Dr Dufour dans les *Annales d'oculistique* de 1867, contient
une note du professeur Arlt sur la *rétinite nyctalopique.* Les cas
ont été observés sur des soldats qui revenaient de la campagne
d'Italie . Un nuage voilant la papille, et un trouble régulier ou
légèrement strié de la rétine constituaient les seules modifications pathologiques rappelant une phlogose ; point de taches ni
d'ecchymoses. L'acuité de la vision était diminuée d'une manière générale, sans rétrécissement, et la lumière du jour
éblouissait vivement les malades. A la suite d'un traitement dérivatif, tous les malades se sont améliorés, et la moitié ont présenté une guérison complète.

On se demande, après avoir lu le travail de Arlt, s'il est réel-
lement possible de faire de ce groupe de symptômes une unité
pathologique spéciale ; toutefois ses observations sont intéressantes, et il est à désirer que de nouvelles recherches soient
faites sur ce sujet.

Ce motif nous a engagé à en parler ici, bien que cette singulière maladie soit encore une énigme, et que nous ne sachions
pas à quelle influence extérieure, ni à quelle modification anatomique on puisse rattacher la *nyctalopie.*

Fig. 1.

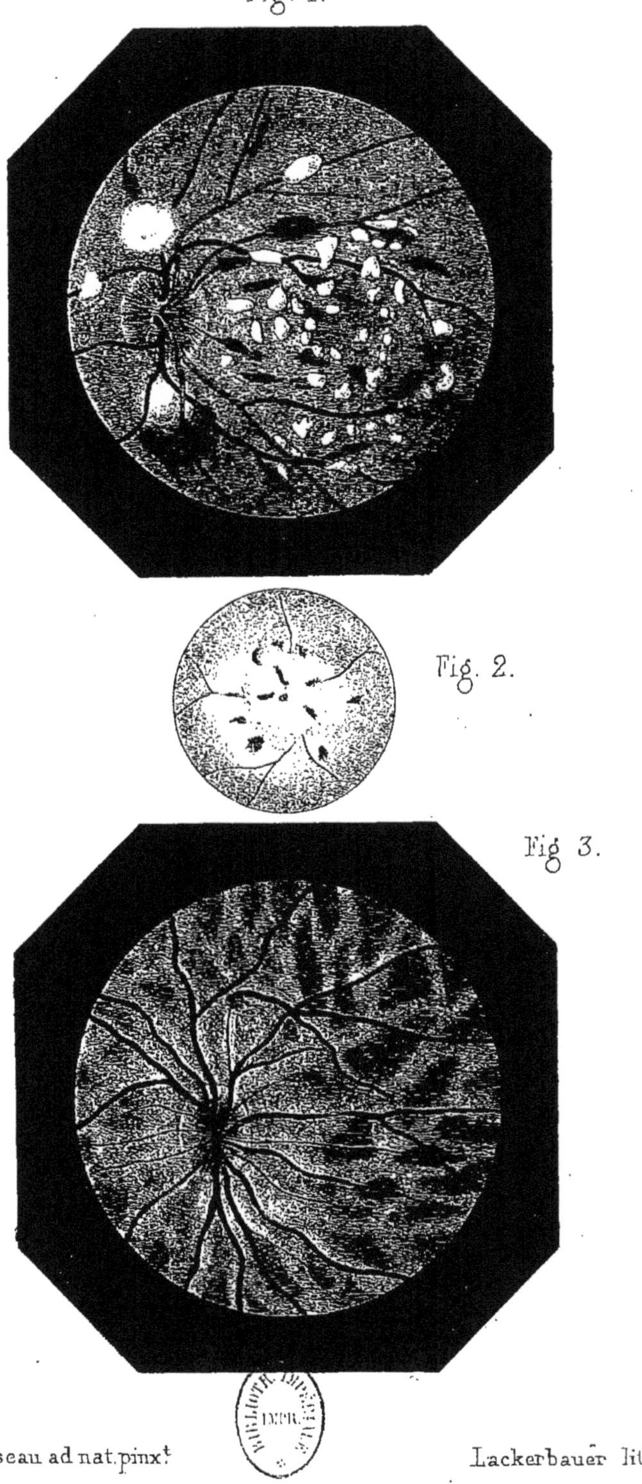

Fig. 2.

Fig 3.

Dr Bousseau ad nat.pinx.t   Lackerbauer lith.

Imp .Becquet, Paris.

EXPLICATION DES PLANCHES

PLANCHE Ire.

Fig. Ire. — *Rétinite albuminurique disséminée.* — La papille est d'un rouge presque uniforme, et sillonnée par de petits capillaires qui s'arrêtent à sa périphérie, et font place à un liséré d'un rouge orangé en dehors duquel on distingue le contour de la papille; celui-ci n'est guère marqué que par la différence des teintes. En haut et en bas de la papille, on voit deux taches graisseuses très-développées, dont l'une est placée en avant des vaisseaux, et l'autre, située en arrière, semble les soulever. La région de la macula lutea est occupée par une véritable constellation de points blanchâtres disposés en séries irrégulières. Çà et là, près des taches blanches et sur le trajet des vaisseaux, on voit des hémorrhagies striées à différents degrés d'évolution (obs. 2).

Fig. II. — *Rétinite albuminurique en plaques.* (Dessin fait sur la pièce anatomique avec une loupe de 2 pouces 1/2 de foyer) (obs. 8).

La papille est indistincte et noyée dans une zone blanche irrégulière, dont les bords sont marqués par une teinte jaune plus prononcée. Les vaisseaux sont rares, interrompus dans leur trajet sur plusieurs points; ils semblent oblitérés par des caillots.

Nombreuses hémorrhagies disséminées à la surface de la zone blanche. La région de la macula est envahie par la dégénérescence.

Fig. III. — *Rétinite syphilitique au premier degré.* — Congestion générale intense; vaisseaux nombreux et dilatés; artères peu distinctes des veines; papille très-rouge; infiltration séreuse dans les parties voisines de la rétine plus marquée le long des vaisseaux. Dans notre dessin, l'infiltration est assez limitée : nous l'avons vue quelquefois beaucoup plus étendue et se prolongeant le long des vaisseaux jusqu'à l'ora serrata.

La choroïde présente de grandes plaques de pigment inégalemen reparties. Cet état est normal chez quelques sujets.

PLANCHE II.

Fig. VI. — *Rétine pigmentée congénitale*. (Dessin fait sur la pièce anatomique avec une lentille de 2 pouces 1/2 de foyer.)

La pigmentation comprend toute la rétine, excepté une ellipse dans laquelle se trouvent inscrites la papille et la tache jaune. Papille normale ; vaisseaux peu nombreux cessant, pour la plupart, d'être perméables à leur entrée dans la zone pigmentée ; un ou deux seulement arrivent jusqu'à la périphérie.

Choroïde normale.

Fig. V. — *Rétinite pigmentaire accidentelle, suite de rétino-choroïdite*. — La pigmentation est répandue irrégulièrement dans tout le champ de la rétine ; elle est plus marquée autour de la papille et dans la région de la macula. Les taches noires offrent la disposition étoilée et sont réunies par groupes en plusieurs endroits.

Papille blanche, atrophiée ; vaisseaux assez nombreux, mais très-grêles ; quelques-uns passent manifestement en avant des taches pigmentaires, preuve que celles-ci sont situées dans les couches profondes de la rétine.

Choroïde très-altérée, surtout dans la région de la macula. Le pigment s'est résorbé, et les vaisseaux de cette membrane, spécialement les artères, sont très-visibles en arrière des vaisseaux rétiniens.

Fig . 4 .

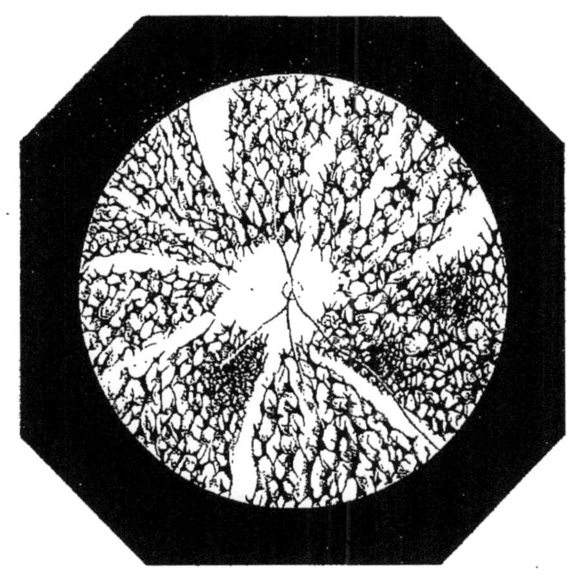

Fig . 5 .

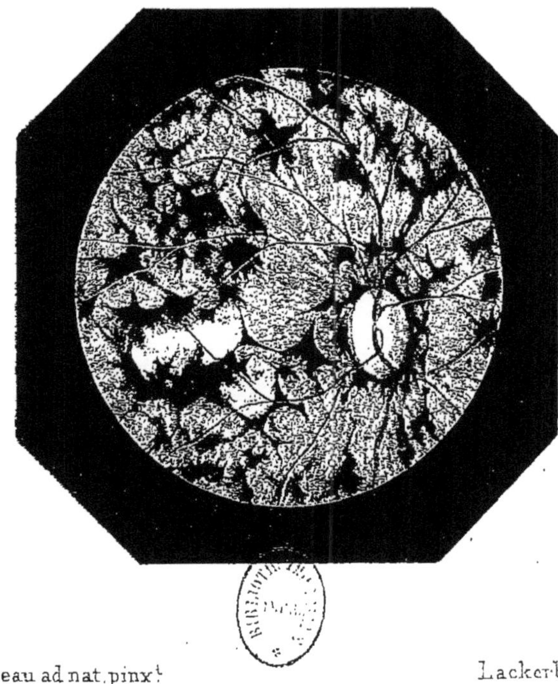

Dr Bousseau ad nat. pinx.^t   Lackerbauer lith.

Imp . Becquet, Paris .

Fig. 6.

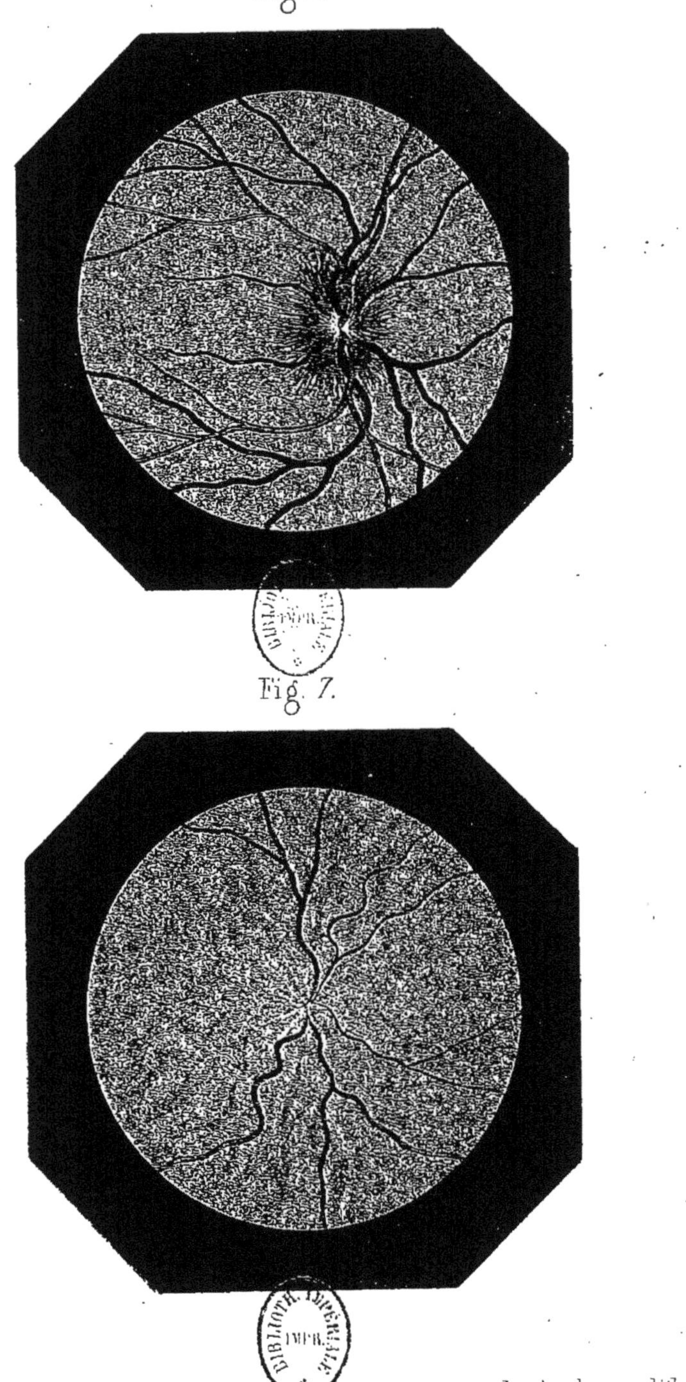

Fig. 7.

— 135 —

PLANCHE III.

Fig. VI. — *Névrite optique* observée dans un cas de méningite tuberculeuse, avec exsudations considérables dans les méninges de la base. Je l'ai rencontrée aussi dans la paralysie générale.

Fond de l'œil d'une couleur rouge orangée normale ; artères et veines de la rétine considérablement développées ; papille parcourue par une foule de petits capillaires dilatés qui ne dépassent pas sa périphérie.

Choroïde normale.

Fig. VII. — *Neuro-rétinite* à la période de régression. — La papille était peut-être un peu plus accentuée sur mon dessin que sur la lithographie. Elle était saillante, proéminente en avant dans le corps vitré. Des stries blanchâtres ou bleuâtres en partent et vont se perdre dans la rétine ambiante. Vaisseaux peu nombreux et tortueux ; artères filiformes ; veines dilatées, s'effilant à leur point d'immergence, comme si elles pénétraient dans un tissu translucide.

Choroïde profondément modifiée ; vortices très-apparents, dépôts de pigment dans leur intervalle.

PLANCHE IV.

Fɪɢ. VIII. — *Kystes séreux du cervelet.* — L'un est situé dans la partie postérieure de l'hémisphère droit ; l'autre occupe le quatrième ventricule et refoule sur ses parties latérales les pédoncules supérieurs du cervelet. A leur surface, se dessinent des vaisseaux volumineux provenant des plexus choroïdes.

Fɪɢ. IX. — Coupe verticale et antéro-postérieure du nerf optique, passant par la papille, dans un cas de rétinite albuminurique en plaques (obs. VIII).

Ce dessin, ainsi que le suivant, a été fait avec le plus fort grossissement de la loupe de Brücke. La papille et les régions voisines sont très-augmentées de volume. Le nerf optique semble comme étranglé dans l'anneau choroïdal ; il présente une transformation graisseuse très-avancée.

Fɪɢ. X. — Coupe du nerf optique dans le cas de neuro-rétinite, représentée à l'ophthalmoscope, planche VII.

Papille extrêmement développée et saillante ; hypertrophie énorme du tissu cellulaire ; artère centrale légèrement étranglée à son passage dans la lame criblée, dont les fibres sont également plus accentuées que dans l'état normal.

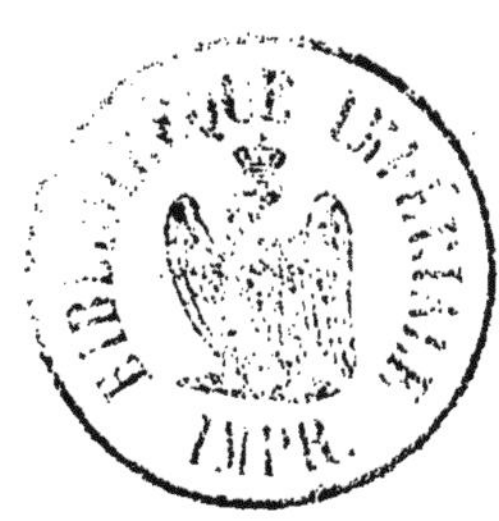

Fig. 8.

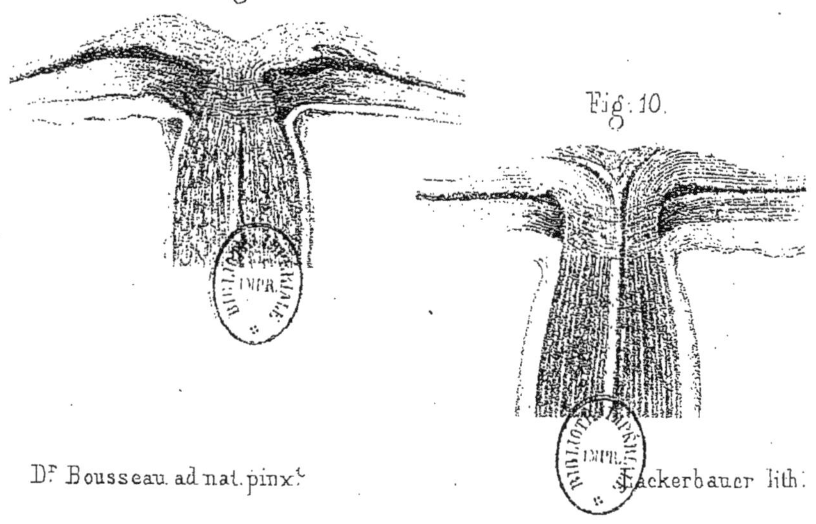

Fig. 9.

Fig. 10.

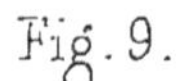

D.r Bousseau ad nat. pinx.t

Lackerbauer lith.

Imp. Becquet, Paris.